说千古流『方』

中国中医药科技发展中心
组编

**中医经典
科普读本**

中国科学技术出版社

·北 京·

图书在版编目（CIP）数据

趣说千古流"方"/ 中国中医药科技发展中心组编 . — 北京 : 中国科学技术出版社
2024.1

（中医经典科普读本）

ISBN 978-7-5046-9999-2

Ⅰ . ①趣… Ⅱ . ①中… Ⅲ . ①方剂－汇编 Ⅳ . ① R289.2

中国国家版本馆 CIP 数据核字 (2023) 第 234001 号

策划编辑	韩　翔　于　雷
责任编辑	于　雷
文字编辑	靳　羽　卢兴苗
装帧设计	佳木水轩
责任印制	李晓霖

出　　版	中国科学技术出版社
发　　行	中国科学技术出版社有限公司发行部
地　　址	北京市海淀区中关村南大街 16 号
邮　　编	100081
发行电话	010-62173865
传　　真	010-62179148
网　　址	http://www.cspbooks.com.cn

开　　本	889mm×1194mm　1/32
字　　数	1054 千字
印　　张	41.75
版　　次	2024 年 1 月第 1 版
印　　次	2024 年 1 月第 1 次印刷
印　　刷	北京盛通印刷股份有限公司
书　　号	ISBN 978-7-5046-9999-2/R·3151
定　　价	128.00 元（全五册）

编写委员会名单

组　　编　中国中医药科技发展中心

主　　编　胡镜清　中国中医药科技发展中心

副 主 编　范劲松　中国中医药科技发展中心
　　　　　刘陆阳　中国中医药科技发展中心

执行主编　刘进娜　河北医科大学
　　　　　李　娜　北京中医药大学
　　　　　许伟明　中国中医药科技发展中心

编　　者　（以姓氏笔画为序）
　　　　　王静怡　河北医科大学
　　　　　刘佳彤　河北农业大学
　　　　　张媛凤　中国中医药科技发展中心
　　　　　张馨晔　河北医科大学
　　　　　唐　静　中国中医药科技发展中心

内容提要

编者在广泛调查和收集当代校园学生常见疾病的基础上，以古今记载的常用方剂为依托，对常用方剂的组成、功效、主治、方解、临床应用和方歌等内容进行了系统整合，以故事对话的形式进行编写，以期让方剂阐释更加生动、形象、简单、实用。

全书共分为十三类常见病症，涉及感冒发热、咳嗽咯痰、头痛牙痛、胃痛胃胀、腹痛泄泻、腰酸腿痛、二便不利、疮疡痒疹、气血亏虚、夏季中暑、月经不调、失眠健忘、抑郁焦虑的常用方剂，不仅专注于方剂专业知识的传播，同时也蕴含了大医精诚、医者仁心的中医药文化价值理念。本书内容简明扼要，故事生动形象，联系临床，注重实用，可作为中医、中西医临床专业医学生学习方剂时的辅助资料，亦可作为中医药爱好者学习中医方药知识的参考读物。

丛书前言

为贯彻落实《中共中央国务院关于促进中医药传承创新发展的意见》提出的"挖掘和传承中医药宝库中的精华精髓，加强典籍研究利用"相关精神，中国中医药科技发展中心（国家中医药管理局人才交流中心）于成立之初启动了"中医药古典医籍讲释课件制作示范研究项目"，希望组织中医药行业内高水平专家，对代表性中医古籍进行准确、权威的还原与规范化、通俗化、现代化的解读，充分挖掘和传承这些中医古籍的精华精髓。

在"中医药古典医籍讲释课件制作示范研究项目"支持下，本套丛书选择了文字浅近、内容简要、说理明白、易记易诵的四部中医入门古籍开展了示范研究，涵盖了医理、中药、方剂等方面。其中，《〈医学三字经〉科普解读》是对清代著名医家陈修园著《医学三字经》的科普解读读本，该读本从中、西医两个维度，介绍了常见疾病的病因和治疗概况，并借鉴《黄帝内经》黄帝、岐伯一问一答的形式，将原书中的疑问逐一展开并详细解答。《趣解〈药性歌括四百味〉》摘取了明代医家龚廷贤所著《药性歌括四百味》书中381味常用中药，通过药物故事、文化典故、名人轶事等活泼多样的形式，从药名、药性、药物功效、药物形态等角度，生动阐释了每味中药的典型特征。《趣说千古流"方"》是对清代医家汪昂所著《汤头歌诀》的现代解读，对常用方剂的组成、功效、主治、方解、临床应用和方歌等内容进行了系统整合，并以故事对话的形式进行了编写，以期让方剂更生动、形象、简单、实用。《承先启后〈温疫论〉》则是对明代著名医家吴有性所著的《温疫论》的深入解读和阐发，尤其是对中医药在非典型性肺炎、新冠肺炎诊治中的独特作用，依据事实详细论述其学术原理。

在组织编撰科普读本的同时，丛书编委会还将上述图书制作成音视频，在科学普及出版社同期出版。在本书付梓之际，衷心感谢国家中医药管理局有关部门的指导和大力支持，感谢各位专家编委的艰辛努力，感谢中国科学技术出版社的辛勤工作。

由于时间、精力有限，本书疏漏在所难免，希望得到广大中医药工作者、爱好者的关注和指正。也希望本套丛书的出版，对弘扬中医药经典、传播中医药文化有所裨益。

丛书编委会
2024 年 1 月

目　录

感冒发热 ·· 001

　四时感冒之神剂——荆防败毒散 ············· 001

　外感温病第一方——银翘散 ····················· 004

　调节人体之枢纽——小柴胡汤 ················· 006

　预防感冒的屏障——玉屏风散 ················· 010

咳嗽咯痰 ·· 013

　祛痰理气有奇效——二陈汤 ····················· 013

　神兽为名来止咳——小青龙汤 ················· 016

　帝王伞盖来治喘——华盖散 ····················· 018

　咽痒咳嗽奇验方——止嗽散 ····················· 021

头痛牙痛 ·· 024

　专治上火牙痛方——清胃散 ····················· 024

　受寒恶心头痛方——吴茱萸汤 ················· 027

　着急上火快服它——龙胆泻肝汤 ············· 030

　头风头痛第一方——川芎茶调散 ············· 033

胃痛胃胀 ·· 036

　人类脾胃好朋友——保和丸 ····················· 036

　脾胃一和百病安——平胃散 ····················· 039

　"柿柿如意"止呃逆——丁香柿蒂汤 ········· 042

东垣益气升阳方——补中益气汤 ·················· 044

腹痛泄泻 ·· 048

巧治鸡鸣五更泻——四神丸 ························· 048

紧张焦虑腹痛泻——痛泻要方 ····················· 051

酸甜可口健脾胃——小建中汤 ····················· 053

脾虚便溏就选它——参苓白术散 ·················· 056

腰酸腿痛 ·· 059

国民良药补肾方——六味地黄丸 ·················· 059

补肾助阳第一方——肾气丸 ························· 062

风湿痹痛老寒腿——独活寄生汤 ·················· 064

阳气四布止疼痛——阳和汤 ························· 067

二便不利 ·· 070

燥屎内结腹疼痛——大承气汤 ····················· 070

老年便秘之福音——济川煎 ························· 072

小儿尿床不再羞——缩泉丸 ························· 075

尿频尿急尿不尽——八正散 ························· 078

疮疡痒疹 ·· 082

外科止痒第一方——消风散 ························· 082

头面疮疹炎症消——普济消毒饮 ·················· 085

五朵野花来祛痘——五味消毒饮 ·················· 087

凉血解毒头屑无——犀角地黄汤 ·················· 091

气血亏虚 ·· 094

益气健脾第一方——四君子汤 ·············· 094

补血调经第一方——四物汤 ·············· 098

润肺养颜宫廷方——琼玉膏 ·············· 101

补益气血容颜好——人参养荣丸 ·············· 103

夏季中暑 ·············· 106

菜园子的防暑方——清络饮 ·············· 106

西方白虎来退热——白虎汤 ·············· 109

诸葛名方避暑瘟——行军散 ·············· 111

受寒阴暑就用它——藿香正气散 ·············· 114

月经不调 ·············· 119

活血止痛笑开颜——失笑散 ·············· 119

调经安神补气血——归脾汤 ·············· 121

固冲摄血止崩漏——固冲汤 ·············· 124

活血化瘀治痛经——少腹逐瘀汤 ·············· 127

失眠健忘 ·············· 130

国泰民安睡眠好——交泰丸 ·············· 130

医圣经方助睡眠——酸枣仁汤 ·············· 133

千古名方强记忆——孔圣枕中丹 ·············· 136

抑郁焦虑 ·············· 139

疏肝解郁乐逍遥——逍遥散 ·············· 139

大枣小麦除癔症——甘麦大枣汤 ·············· 142

情绪郁结梅核气——半夏厚朴汤 ·············· 145

背景介绍

年代

现代。

地点

千方草堂：传统中医馆，致力于弘扬中医文化，传承中医经典。

人物

师父：中医大夫、老师。

杏林小方：女，学徒。

杏林小剂：男，学徒。

陈小二：男，附近村民。

感冒发热

四时感冒之神剂——荆防败毒散

师父：小方，小剂，败毒散
的方歌你们可会背诵？

杏林小剂：师父，我会。"荆
防败毒草苓芎，羌独柴前枳桔同；
外感身痛头项重，散寒祛湿并
祛风。"

荆防败毒散

荆防败毒草苓芎，羌独柴前枳桔同；外感身痛头项重，散寒祛湿并祛风。

杏林小方：不对呀，小剂，我也会，但我背诵的好像跟
你的不一样。"人参败毒茯苓草，枳桔柴前羌独芎；薄荷少许
姜三片，时行感冒有奇功。"

师父：你们两个人背诵的都正确，只不过是不同的两首
方子。一首是荆防败毒散，一首是人参败毒散。

杏林小方：师父，这两首方子有什么不同呢？

师父：荆防败毒散出自《摄生众妙方》卷八，由荆芥、防

风、茯苓、独活、柴胡、前胡、川芎、枳壳、羌活、桔梗、甘草组成，具有疏风解表、败毒消肿、祛痰止咳的功效。主治外感风、寒、湿邪侵犯人体，表现为恶寒发热、头痛身痛、胸闷咳嗽、痰多色白、苔白脉浮等。其实荆防败毒散源于人参败毒散，是在它的基础上去掉生姜、薄荷、人参，加上荆芥、防风，所以称为荆防败毒散。

杏林小剂：师父，人参败毒散是什么方子呢？

师父：人参败毒散出自宋代官修《太平惠民和剂局方》，组成为柴胡、甘草、桔梗、人参、川芎、茯苓、枳壳、前胡、羌活、独活、生姜、薄荷，属于益气解表的方子，适用于正气不足，外感风、寒、湿三邪之证。

杏林小方：师父，这两首方子很像啊。

师父：是的，这两首方子均可以用于外感风、寒、湿三邪之证，但人参败毒散针对气虚之人，并且在后世医家衍化后可以用于治疗痢疾初期兼有表证者。荆防败毒散经过加减后治疗的病症从"伤寒时气、伤风、瘟疫、风湿"之类，扩展到"伤寒外感、多种疫病、痘疹疮疡、痈脓肿痛、瘀毒流注"等，尤其是在《本草正义》中记载其为"四时感冒之神剂"。因此，现在一般把荆防败毒散作为通治风寒、风热感冒之方。

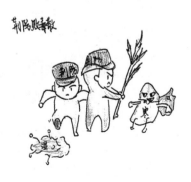

杏林小剂：师父，近日气温变化幅度大，很多人都感冒了，那是不是就可以服用荆防败毒散了？

师父：《素问》云："冬伤于寒，春必病温。春伤于风，夏生飧泄。夏伤于暑，秋必痎疟。秋伤于湿，冬生咳嗽。"一般导致外感的病因主要是寒、风、暑、湿四个因素。现在是春季，加上气温降低，又多降雨，外感多由风、寒、湿导致。荆防败毒散君药荆芥、防风、羌活、独活祛风解表、除湿止痛；臣药川芎、柴胡行血祛风、解表邪、止头痛；桔梗开提肺气，枳壳降气行痰，一升一降，善治胸闷，前胡疏风祛痰和桔梗、枳壳两药配伍，调畅全身气机；茯苓健脾渗湿，加甘草调和药性；以上诸药配伍可宣散邪气、疏风、除湿、理气、解郁、和血、祛痰，对风邪夹寒、热、湿、痰效果颇佳。

杏林小方：师父，我发现这首方子里的药物看起来都很普通，但作用并不平凡啊。

师父：对，我常说："一味小草药，能医百姓苦。"该方外能散肌表郁闭之风毒，内能祛表里之湿，上能解散败毒，下能升阳止利，不仅能治四时感冒，还具有透疹、疗疮、止痢、祛瘟、解酒等作用。所以，不要小看任何一首方子，每一首方子都是古人智慧的体现。

杏林小剂，杏林小方：谨遵师父教诲，我们一定会勤学钻研，承古人之智慧。

外感温病第一方——银翘散

杏林小方：师父，后山很多金银花都开了，我采了一些给您泡茶喝。

杏林小剂：小方，你这花采得有些早，还没变白呢。

杏林小方：咦？为何？不是以花蕾入药吗？

师父：金银花最适宜采摘的时期是白蕾前期和白蕾期，就是指花蕾上下全白时，并且需在辰时采摘，这个时候花蕾上部膨大，长成棒状，被人称为"大白针"，药效最好。

杏林小方：但我看医书记载金银花为"鸳鸯藤"，这是为何呢？

师父：因金银花一蒂二花，两条花蕊探在外，成双成对，形影不离，状如雄雌相伴又似鸳鸯对舞，故有鸳鸯藤之称。明末张景岳《本草正》载："金银花，一名忍冬。"此后开始用"金银花"作为药物的正名，用"忍冬"作为药物的别名。清代以后，"金银花"被正式定为药物的正名，其他均为别名。

杏林小剂：师父，您让我们背诵的银翘散方歌是不是以金银花为主的方子？

师父：是的，背下来了吗？

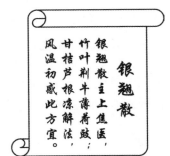

银翘散

银翘散主上焦医，
竹叶荆牛薄荷豉；
甘桔芦根凉解法，
风温初感此方宜。

杏林小方：师父，我背下来了。"银翘散主上焦医，竹叶荆牛薄荷豉；甘桔芦根凉解法，风温初感此方宜。"

师父：很好。银翘散出自明代吴鞠通的《温病条辨》，可以辛凉透表、清热解毒，是专门治疗风热表证的方子。

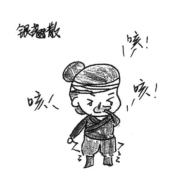

杏林小剂：师父，这几天我们见的患者大多表现为咳嗽、发热、头痛、口渴、嗓子痛，还有点怕风，舌尖红，舌苔薄黄，脉浮数的症状，是不是外感风热？

师父：是的。银翘散中的金银花和连翘，芳香清解，既能辛凉透邪清热，又可辟秽解毒，为君药。薄荷、牛蒡子辛凉，疏散风热而清利咽喉，并为臣药。荆芥穗、豆豉辛温，助君药透散以祛邪；桔梗宣肺利咽，生甘草清热解毒，这两味药在一起即《伤寒论》之桔梗汤，有利咽止痛之功；竹叶清泄上焦以除烦；芦根清肺生津以止渴，皆为佐药。生甘草调和药性，兼为使药。诸药相互配合，共奏疏风透表、清热解毒之功。

杏林小剂：师父，我有一个疑问，其他药物都是辛凉的，但荆芥穗和豆豉好像是辛温的，确定没有用错吗？

师父：这首方子的组方谨遵《素问》中"风淫于内，治以辛凉，佐以苦甘"的原则，荆芥穗、淡豆豉虽属辛温，但辛而不烈，温而不燥，配入辛凉解表方中，增强辛散透表之力，是为去性存用之法。

杏林小方：师父，这首方子是一定要作散剂服用吗？

师父：银翘散可作为散剂，也可作汤剂。需要注意，作散剂时，要用鲜芦根汤煎，香气大出，即取服，勿过煮，过煮则味厚而入中焦，就不能治疗外感风热表证了。本方为"辛凉平剂"，所用药物均系清轻之品，加之用法强调"香气大出，即取服，勿过煎"，体现了吴氏"治上焦如羽，非轻莫举"的用药原则。你们熟知的连花清瘟胶囊，也是在此方的基础上加减研发而成的。

杏林小剂：原来如此，看来银翘散虽然药量轻，药性也较清散，但是其功效还是很强大的。

调节人体之枢纽——小柴胡汤

师父：小方、小剂，你们知道吗？这世上的病看似五花八门，多得像牛毛一样，但从中医学角度归纳起来其实就是三种病：表证、里证和半表半里证。

杏林小方：师父，表证、里证都好理解，那什么是半表半里证呢？

师父：体表之内，五脏六腑之外，这一广大的区域都是半表半里，包括说不清道不明的三焦系统都属于半表半里，大多数疑难杂症都在这一区域，可以说世上三分之二的疾病都属于半表半里。

杏林小剂：师父，半表半里的疾病怎么治疗呢？

师父：半表半里证也叫少阳病，"医圣"张仲景创制的小柴胡汤，就是治疗此证的。在《伤寒论》里提到，无论是太阳、阳明、少阳、厥阴病，还是外感内伤各科杂症；无论是男人，还是女人；无论是老人，还是小孩儿都可以用。可见小柴胡汤使用范围非常广泛。

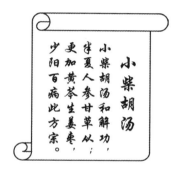

> 小柴胡汤和解功，
> 半夏人参甘草从；
> 更加黄芩生姜枣，
> 少阳百病此方宗。

小柴胡汤

杏林小方：师父，那人为什么会出现半表半里证呢？

师父：简单地说，半表半里证就是伤寒的一个阶段，这个阶段的病邪既不在表，也没有入里，正气与邪气相互博弈、相持不下，处于"半表半里"的状态。比如，外敌入侵，我们在城墙外就可以把敌人击溃。但是如果战略战术不对、应对不及时或者武器弹药不足，敌人就攻破外城进入城内，但此时还没彻底攻入皇宫内，就是在半表半里。产生这种情况的根本原因就是人体脾胃虚弱，正气不足，正气无法把病邪赶到外面去；但同时正气也在顽强抵抗，病邪也无法长驱直入，于是正气与邪气就在半表半里这个区域僵持不下。

杏林小剂：师父，少阳病具体的表现是什么呢？

师父：张仲景先生明确地指出，只要出现四大症状之一，小柴胡汤就可以派上用场，大有可为。第一，往来寒热。如果不明白往来寒热，那么说一个成语就会恍然大悟，即你来我往。往来寒热就是寒与热一来一去的意思，说白了就是你一会儿感到冷一会儿感到热，你一会儿流清鼻涕一会儿又流黄鼻涕，这是正气与邪气此消彼长的斗争过程的表现。第二，胸满胁痛。感冒初起时，邪气在表，慢慢地就开始进入半表半里，因为正气的阻挡，邪气只能暂时观望，于是在"胸"和"胁"两个地方安营扎寨，以便相机而动。第三，默默不欲饮食。就是没有胃口，吃不下饭，因为脾胃虚弱，脾胃之气正在与邪气做斗争。第四，心烦喜呕。心烦是因为中焦脾胃不通，上下不对流，形成上热下寒。喜呕也是脾胃弱的表现，胃气不足了，当然吃不了多少，稍微多吃一点就会吐出来。除了这四大症状，还有几个次要的症状：咽干、口苦、目眩、脉弦。

杏林小方：师父，小柴胡汤到底由哪些药物组成呢？

师父：仲景先生把"大道至简"四个字体现在了他所有的方子里。小柴胡汤总共包括三组药，因为小柴胡汤目前已经有中成药小柴胡颗粒，几乎所有的药店都有，这里就不说剂量了。

第一组药：柴胡、黄芩。柴胡是疏肝的，肝胆属于半表半里区域，正气与邪气僵持在半表半里区域就需要柴胡这样的药来调解疏散。柴胡还有一股升提的力量，也就是说它的药性是往上走的，能够协助正气把邪气赶出去。黄芩药味是苦的，苦入心，能够去心火；药性又是寒凉的，寒则下行，能够清胆胃之火。柴胡与黄芩是很好的搭档，柴胡升，黄芩降，肝升胆降，肝胆系统就运转起来了。柴胡与黄芩正是小柴胡汤的灵魂所在。

第二组药：半夏。半夏在该方主要是降逆的作用，如果胃气不下降反而往上走，就会出现呃逆、呕吐的症状，也就是上逆。再比如，胆气也要下降的，如果胆气不降就会出现口苦、目眩、胆汁反流等症状，这两种情况均可以用半夏来调理。

第三组药：人参、生姜、炙甘草、大枣。这是张仲景常用的健脾养胃四味药。这四味药都是入脾胃的，能够迅速补充脾胃的津液，只要脾胃功能恢复了，就会产生源源不断的气血与病邪做斗争。张仲景认为，真正能够治病的只有我们自己，药物只不过是帮助我们恢复身体功能，恢复身体功能的重点就是恢复脾胃功能，脾胃功能好了，正气就足，免疫力就好，自愈力就强，就不会动不动感冒。

此外，建议家长们家里要时刻准备小柴胡颗粒。小孩子肝常有余，脾常不足，感冒特别容易引发肝脾不和，出现发热、呕吐等症状，小柴胡颗粒刚好可以解决这两大问题，不仅疏肝和胃，还能清热退热。

杏林小方、杏林小剂：师父，小柴胡汤这么神奇，我们要赶快开门诊病，看看是否能遇上半表半里证患者。

预防感冒的屏障——玉屏风散

杏林小方：师父，玉屏风散是治疗什么疾病的方剂呢？

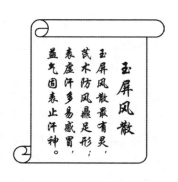

师父：玉屏风散属于补益剂，具有益气固表止汗之功效。主治表虚自汗证，亦治虚人腠理不固，易感风邪。玉屏风散由我国元代医学家危亦林创制，关于玉屏风散的来历，还有一段故事。

危亦林祖籍江西抚州，祖父危碧崖早年习医，师从周伯熙，习小儿科，进而学眼科，兼疗疡瘵，对医理有较深研究。危亦林自幼聪颖好学，博览群书，20岁开始行医，对祖传医术有着浓厚兴趣。

不过，危亦林自小体弱多病，胃口不好，还经常冒虚汗。有一天，他走在街上，见一位青年人正在沿街叫卖祖传药方，却无人问津。危亦林见这青年体魄强健，衣着整洁，并不像是缺钱吃不起饭的人，便给了这青年几块碎银，同时邀请这人到药柜当伙计，也好有个落脚的地方，青年感激不尽。

到了危亦林家，青年将自己的身世和盘托出。原来他是西北医家之后，因为喜欢玉石，没有好好跟父亲学习医术，没能继承家业。后来家门失火，父亲去世，家道中落，只能南下寻求生计。今日见危亦林心善又乐于助人，青年便将自己随身带的一块玉石送给他，说这玉石能定惊祛热。知道危亦林体虚经常感冒后，青年又送了很多从家里带来的"独根"给危亦林，并告诉他每天用这药材熬水喝。喝了一个多月，危亦林的汗出得到缓解。

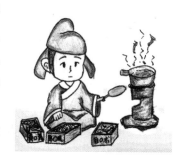

后来有一次，危亦林给一位木匠的女儿看病。到了木匠家，危亦林见木匠的母亲虽年过七旬，却精神抖擞。更奇怪的是，他见木匠的母亲用树根熬水喝。一开始，危亦林以为木匠亏待他母亲，连饭也不给老人吃，只能吃树根。过了几年，危亦林再去木匠家，发现木匠的母亲身体依旧健朗。木匠告诉他，母亲用来熬水的那些树根叫白术和防风，喝了之后不仅胃口好，也不生病。

听完这番解释，危亦林茅塞顿开，想起那个送他玉石的青年，和自己经常熬水喝的独根，危亦林将这三种药，即独根、白术、防风混在一起熬水喝。经过试验，危亦林发现这三味药有很好的疗效，自己的体质大大增强，也不再轻易就感冒咳嗽了。

杏林小方：师父，您讲的独根我怎么没有听说过？

师父：其实，这里面的独根就是中药黄芪。

杏林小方：为什么这个方剂要叫玉屏风散呢？

师父：玉屏风散中的"玉"是珍贵如玉的意思，表明古人对这个方子相当珍视，它的用途非常之大。所谓"屏风"，直接就把这张方子的用途说了出来，它的功用就好像御风屏障一样，可以阻挡各种邪风，治疗风邪入体导致的各种疾病。此方由防风、黄芪、白术三味药

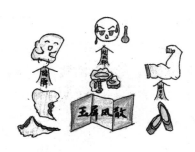

组成。防风为治风通用之品，可将外界侵入人体的风邪驱赶出去；黄芪既为人体大补正气，又给防风提供动力，且防风在祛邪和御邪的过程中会耗散人体的一部分正气，而黄芪恰好可以把这部分正气补足，这样就消除了防风的不良反应；白术是健脾的，就是养人体的中气，中气足则百病不侵。

杏林小方：什么时候适合服用玉屏风散呢？

师父：只有正气充足，人体才能抵抗外邪，人体的气血才不会过于耗散。当我们频繁感冒，或经常不由自主地出汗（自汗），或是比别人更怕冷怕风的时候，或者患了过敏性鼻炎，就可以服用中成药玉屏风散（玉屏风颗粒），它能恢复我们的正气，为我们筑起抗病防病的万里长城。

杏林小方：是不是就像我们大夫一样，要有"医者之心"，既要"治已病"，也要"阻欲病"，更要"防未病"？

师父：对！

祛痰理气有奇效——二陈汤

杏林小方：师父，我看您今天在千方草堂开的方子里都有陈皮和半夏，为什么呢？

师父：陈皮、半夏是宋代医书《太平惠民和剂局方》里收录的一首名方的核心药物。

杏林小方：师父，这首方子叫什么呢？

师父：二陈汤，包括陈皮、半夏、茯苓、甘草。二陈汤里的"二陈"就是指陈皮和半夏，因此两味药物"陈者为佳"。其实在《金匮要略》已有橘皮汤、小半夏汤和小半夏加茯苓汤，《千金要方》中的温胆汤也包含二陈汤，可以说二陈汤是在上述方剂的基础上，进一步精简而形成的治疗痰湿的通用方。

二陈汤用半夏陈，
苓草姜梅一并存；
燥湿化痰兼利气，
湿痰为患此方珍。

二陈汤

杏林小剂：师父，痰湿是
怎样形成的，表现又是什么？

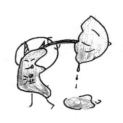

师父：当今时代，吃得油
腻，坐得太久，动得太少，痰
湿体质的人越来越多，很多人
不到中年就开始发福。

痰湿形成的根本原因是脾气虚。脾具有运化水湿的作用，
由于饮食不节、过食油腻等损伤脾，脾虚之后湿邪不能运化，
凝聚成痰。痰性黏滞，往往会阻塞人体的气血运行，阻碍人体
阳气的升发，出现一系列问题。例如觉得胃部胀满不适，不欲
饮食，再进一步就会出现清阳不升，头重昏蒙，四肢困倦乏
力。如果痰湿向上，还会影响心肺，表现出咳唾痰出，且痰往
往以白色黏痰为主。如果湿邪
犯心，痰气凌心，就会出现心
悸心慌，舌苔白腻，脉象偏濡。
可见痰湿的影响非常大，所以
及时清除中焦的痰湿是关键。

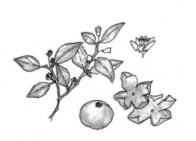

杏林小方：师父，那二陈
汤的药物是如何发挥作用的呢？

师父：首先是最主要的两味药，半夏和陈皮。半夏辛温
性燥，善燥湿化痰，且又和胃降逆，为君药。陈皮既可理气行
滞，又能燥湿化痰，为臣药。君臣相配，寓意有二：一为等量
合用，不仅相辅相成，增强燥湿化痰之力，而且体现治痰先理

气，气顺则痰消之意；二为半夏、陈皮皆以陈久者良，而无过燥之弊，故方名"二陈"。此为本方燥湿化痰的基本结构。其次，佐以茯苓健脾渗湿，渗湿以助化痰之力，健脾以杜生痰之源。鉴于陈皮、茯苓是针对痰因气滞和生痰之源而设，故二药为祛痰剂中理气化痰、健脾渗湿的常用组合。煎煮时可加生姜，既能制半夏之毒，又能协助半夏化痰降逆、和胃止呕；复用少许乌梅，收敛肺气，与半夏、陈皮相伍，散中兼收，防其燥性伤正之虞，均为佐药。当然，因现代炮制技术已经可以祛除半夏毒性，所以可以不用生姜。且乌梅味酸，酸甘易助湿生痰，因此，亦可不加乌梅。最后，以甘草为佐使，健脾和中，调和诸药。

杏林小剂：师父，二陈汤只适用于您说的中年发福人群吗？

师父：当然不是。很多女性平时四肢沉重，小腹突出，情绪不佳，需要减肥的；另外，古代医家称小儿为"稚阴稚阳"之体，因其脾胃功能未趋完善，脾胃虚弱，运化无权，若喂养不当或感邪饮冷，极易生湿嗽痰，进而阻滞气机，升降失常，则呕恶吐乳、乳食不进、哭吵不宁等消化道症状屡见；复罹风寒外邪，则呈咳嗽气促、呕吐痰涎等呼吸道疾病。二陈汤加味亦可以治疗上述诸症，审因论治，治法应变，辄能得心应手，药到病除。

杏林小方、杏林小剂：师父，我们也需要减肥！

师父：这……

神兽为名来止咳——小青龙汤

（辰时）杏林小方：好大的太阳，今天休息，不如去游泳池游泳吧！

（申时）杏林小方：好像有点冷，啊，无所谓了，不会感冒的。

（戌时）杏林小方：（打哈欠）好累啊，还是有点冷，穿着衣服睡吧。

（翌日辰时）杏林小方：（咳喘声）咳咳咳咳咳，好难受，好像还有点发热，下午去找师父看看吧。

（翌日未时）千方草堂

杏林小方：师父，我好像感冒了，好难受。

师父：都有些什么症状呢？详细描述一下。

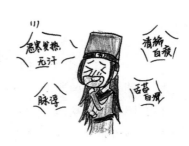

杏林小方：师父，我昨天上午去游泳了，水有点凉，但没在意，昨天晚上开始有些不舒服，有点怕冷。今天早上起床开始发热，然后一直咳嗽，浑身都不舒服。

师父：嗯，咳嗽的时候吐痰吗？什么颜色的？

杏林小方：有的有的，吐了好多痰，白色泡沫的，不成块。

师父：还有其他不舒服的地方吗？

杏林小方：头有些痛，而且浑身有种说不出来的难受，有点想吐。

师父：我看看舌苔，把把脉（舌苔白滑，脉浮滑）。

师父：这个病好治，用小青龙汤，等我给你开个方子，你去抓药就行。

杏林小方：师父，是我最钟爱的蒜蓉小青龙吗？

师父：错了，净想着吃喝玩乐，我们今天的治病主角不是小龙虾，而是有着悠久历史的中医名方小青龙汤。

杏林小方：师父，为何以青龙命名呢？

师父：名小青龙者，以龙为水族，大则可兴云致雨，飞腾于宇宙之间；小则亦能治水驱邪，潜隐于波涛之内耳，名曰小青龙汤者，取其外可发汗，内可化饮。

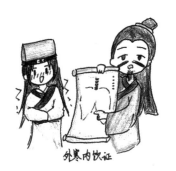

外寒内饮证

杏林小方：有小青龙，是不是也有大青龙呢？

师父：对，所谓的大青龙汤是因其发汗之力更强，治疗外有寒里有火，用大青龙汤的患者必须有寒邪闭表，或者湿郁闭表，必须有表闭且热势比较高。

杏林小方：小青龙汤具体是怎么发挥作用的呢？

师父：我们来看小青龙汤的组成，麻黄、桂枝、芍药、五味子、半夏、细辛、干姜、炙甘草。麻黄、桂枝相须为君，发汗散寒以解表邪。干姜、细辛为臣，温肺化饮，兼助麻、桂解表祛邪。佐以五味子敛肺止咳、芍药和养营血，二药与辛散之品相配，一散一收，既可增强止咳平喘之功，又可制约诸药辛散温燥太过之弊；半夏燥湿化痰，和胃降逆，亦为佐药。炙甘草兼为佐使之药，既可益气和中，又能调和辛散酸收之品。药虽八味，配伍严谨，散中有收，开中有合，使风寒解，水饮去，宣降复，则诸症自平。尤其是像你这种外感风寒，同时又有痰湿的最合适不过了。

杏林小方：好的，师父，我抓紧去煎煮服用。

帝王伞盖来治喘——华盖散

杏林小方：咳咳咳……

师父：小方，病还没好？上次师父开的小青龙汤不管用吗？我怎么听着你的咳嗽好像严重了，有些喘的症状了。

解表蠲饮小青龙，
麻桂姜辛夏草从；
芍药五味敛气阴，
表寒内饮最有功。

小青龙汤

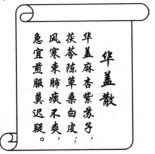

华盖麻杏紫苏子，
茯苓陈草桑白皮；
风寒束肺痰不爽，
急宜煎服莫迟疑。

华盖散

杏林小方：师父，本来吃了您的药，第二天就好多了，第三天只剩偶尔咳痰。但是昨天我上山采药穿的有些单薄，返程路上忽遇下雨降温，回来后即觉胸闷气喘，头晕目眩，咳痰不爽，喉部有痰水声。

师父：嗯，你这是病邪入里了。

杏林小方：师父，是什么意思呢？是没救了吗？

师父：当然不是。你之前外感风寒，出现了外寒内痰的症状，小青龙汤甚是对证。但是，在外寒已解，内痰仍存的基础上，又复感寒湿之邪，导致寒邪入里伤肺，肺失宣降，出现了咳喘之症。

杏林小方：师父，这次我该吃什么药呢？

师父：华盖散，可曾听说过？

杏林小方：华盖我知道，是古时帝王的车盖，华丽、高大，有维护帝威的职权，是权力的象征。

师父：对，但华盖在中医学中指肺脏，因肺居诸脏腑之上，其色状宛如华美的车盖，故称肺为五脏六腑之"华盖"。

杏林小方：师父，为何我所得之病需用华盖散治疗呢？

师父：肺主一身气机之升降，华盖散主治之病机在宣降肺气，集作用于肺经之药于一方。该方君以麻黄发汗散寒，宣肺化痰；臣以紫苏子、杏仁降气消痰，宣肺止咳；佐以陈皮理气燥湿，桑白皮泻肺利水，茯苓渗湿健脾；使以甘草和中化痰，调和药性。诸药相伍，使表寒解、肺气宣、痰涎化、喘咳平，故称"华盖散"。

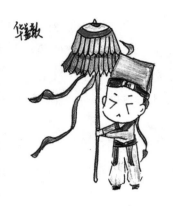

现在也有人从药理学角度对其进行研究，发现麻黄、紫苏子发汗解热，缓解支气管平滑肌痉挛而平喘镇咳；杏仁抑制呼吸中枢而镇咳平喘；桑白皮利尿，扩张血管，降血压，泻肺平喘；陈皮兴奋心肌，利气化痰镇咳；甘草抗炎、抗毒、祛痰、镇咳。如上呼吸道感染，流行性感冒，急慢性支气管炎，支气管哮喘，小儿肺炎属肺感风寒、肺气不宣者均可使用。

杏林小方：师父，我明白了。如果是表证重，里证痰饮也重，可服用小青龙汤；如果表证不甚，以咳喘为主者，可服用华盖散，对吗？

师父：是的，可以这样理解。

杏林小方：好的，师父，我去煎煮华盖散，赶紧服用。对了，师父，天气预报说明天有雨降温，为了不使邪气再深入，我决定休息几天，向您请假！

师父：……

咽痒咳嗽奇验方——止嗽散

师父：小方，小剂，你们在哪？又偷懒了吗？

杏林小方：师父，我们就在院子里打扫卫生，您看不到我们吗？

师父：今天的雾霾太严重了，灰蒙蒙的，一米之外不见人。

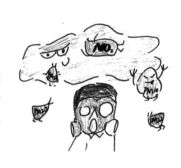

杏林小剂：是的，师父。我今天嗓子甚是痒，总忍不住要咳嗽，每吸一口气都觉得一股阴霾之气顺着嗓子往下走，有些像虫爬之感，还有些胸闷。

师父：这是因为雾霾从口鼻而入，侵犯肺系，肺失宣降而导致的。

杏林小方：师父，有好的办法可以治疗或者预防吗？冬日将近，我们活在雾霾里的日子越来越多了。

师父：今天给你们介绍一首清代医家程钟龄创制的名方，止嗽散。程钟龄是一名好医生，医术高明，用药精当，在当时被誉为"大国手"。据记载，当时徽州府的很多百姓外感风寒，因无钱治疗而拖延，或者治疗不彻底，出现许多持续咽痒咳嗽的患者。程钟龄便创制出止嗽散，将其制成散剂，免费赠送给广大患者使用。

杏林小剂：师父，这是"大医"才有的气度啊！

杏林小方：师父，止嗽散是如何发挥止嗽作用的呢？

师父：下面我给你们分组介绍一下。

紫菀和百部：紫菀甘润苦泄，性温而不热，质润而不燥，长于润肺下气，可以润肺化痰止咳。凡咳嗽之证，无论外感、内伤，病程长短，寒热虚实，皆可使用。百部甘润苦降，微温不燥，功专润肺止咳，新久咳嗽、百日咳、肺痨咳嗽皆可使用。这两味药甘苦而微温，专入肺经，为止咳化痰要药，对新久咳嗽皆宜，故共用为君。

白前和桔梗：白前性微温而不燥烈，长于祛痰，降肺气以平咳喘，无论属寒属热，外感内伤，新嗽久咳出现咳嗽痰多，气喘均用。桔梗辛散苦泄，开宣肺气，祛痰利气，善于宣肺、祛痰、利咽、排脓，无论寒热皆可用。此二味协同，一宣一降，以复肺气之宣降，合君药则止咳化痰之力尤佳，故共为臣药。

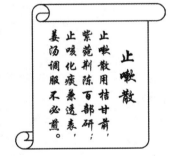

止嗽散

止嗽散用桔甘前，
紫菀荆陈百部研；
止咳化痰兼透表，
姜汤调服不必煎。

荆芥和陈皮：荆芥辛而微温，疏风解表，以祛在表之余邪；陈皮长于行气化痰。两味药可疏风解表，行气化痰，共为佐药。

甘草和桔梗一起利咽止咳，兼能调和诸药，是使药。此七味相互配伍，肺气得宣，外邪得散，咳痰咽痒得以痊愈。可以治疗表邪未尽，肺气失宣而致的咳嗽，以咳嗽咽痒、苔薄白、脉浮缓为辨证要点。

杏林小剂：师父，小儿可用吗？这剂药贵吗？我们是否可以免费熬制赠送大众预防雾霾呢？

师父：止嗽散组方药性平和、药轻价廉。中医学认为肺为娇脏，不耐寒热，对性猛气厚的药不能耐受，而外邪"十去七八，仅留二三"所致的咳嗽如同"小寇"，只需"开门逐寇"即可，不必大动干戈；相反，如果用峻猛的药物如麻黄、桂枝等，则属于攻击过当，肺必然受到损伤。这就好比城中之贼寇，关闭城门强行武力剿灭，必然导致交战双方伤亡惨重，而且城中百姓生命、财产可能受损严重，城中设施破坏得厉害，因此打开城门，将贼寇驱逐出城方为上策。程氏说："本方温润和平，不寒不热，既无攻击过当之虞，大有启门驱贼之势，是以客邪易散，肺气安宁，宜其投之有效欤！"正是如此。

温病大家吴鞠通说"治上焦如羽，非轻不举"，说的是治疗上焦咳嗽之类的疾病，所用之药剂量要小，质地要轻。本方所用七味药质地都很轻，服用时"为末，每服三钱"，三钱大概相当于现代剂量的十克。加之这几味药价廉效佳，是程钟龄"药不贵险峻，惟期中病而已"初心的集中体现。

杏林小方：师父，我和小剂赶紧去制备止嗽散，今天开门施药，有病者治之，无病者防之。

专治上火牙痛方——清胃散

杏林小方：小剂，你在偷吃什么好吃的，不告诉我。

杏林小剂：小方，我啥也没吃啊。

杏林小方：你的腮帮子鼓得跟个小松鼠一样，还说没吃东西？

杏林小剂：我牙肿了，哪有心情偷吃好吃的。

杏林小方：我看，呀！还真是呢，走走，找师父给你治治。

杏林小剂：师父，我牙肿了，好痛啊，半边脸都肿了。

师父：上前我看看。你这右边上部磨牙处牙龈红肿，有些溃烂。

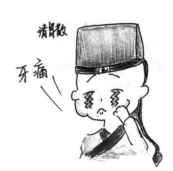

杏林小剂：师父，我昨天辣椒吃多了，晨起就开始牙痛，

还头痛，面颊发热，整个脑子都是闷闷的，口气有点大，想大口大口地喝凉水，舌头也是红色的。

师父：你这是胃火上攻。

杏林小方：师父，牙痛和胃的关系很密切吗？不是肾主齿吗？

师父：足阳明胃经沿鼻外侧下行到上牙，然后环绕口唇，所以很多口齿的不适和胃相关，并且是以实火上攻为主。你说的肾主齿也是对的，一般肾虚会导致牙齿松动，是虚证。

杏林小剂：师父，我该吃些什么药呢？

师父：李东垣《脾胃论》中所载清胃散，甚是适合。

杏林小方：清胃散，就是清胃中的火吗？

师父：是的，清胃散主治胃火上攻证。方中黄连苦寒，直泻胃火，为君药。升麻辛甘微寒，主入阳明经，可散上行之火，为臣药，两者合用，升降得宜。生地黄甘寒，凉血止血，滋阴生津；牡丹皮凉血清热；当归养血和血，消肿止痛，三者共为佐药。本方清气与凉血兼顾，苦降与升散同施。

杏林小方：师父，有一味药我不太理解，既然已经有火，并且火势上炎，为何还要用升阳的升麻？这不是会助长火势吗？

师父：这个问题问得好。升麻本身能清热解毒，还可以升散透发，宣透郁遏伏火，所以高处之火热可以用升麻起"火

郁发之"之意。黄连得升麻，泻火
不凉遏，升麻得黄连，散火而不升
焰，相反相成。

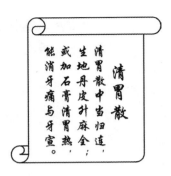

杏林小方：升降相配，就是既
要釜底抽薪，清热解毒，也要锅内
开盖，透发热气！

师父：牙部肿热，就像烧沸的一锅水，牙龈肉虽然在上
面，而热却是从下面阳明胃经蒸上来的。所以要让这锅水迅速
凉下来，首先通过黄连直接清胃肠积热，就像清理釜底的薪火
一样；其次用生地黄、当归、牡丹皮滋阴凉血，就像往锅中加
水一样，加点凉水下去，沸腾之势就减轻了；最后你想要水凉
得快点，一定要把锅盖打开，不然越焖越热，这时通过升麻，
直接揭开阳明锅盖，盖子打开，热势就能透发出来。只有三管
齐下，锅中的水才能由沸腾之势，很容易就转为清凉，而人体
鼎沸疼痛难耐的牙火，也能很快好过来。

杏林小方：师父，我看清胃散的歌诀里记载：清胃散中
当归连，生地丹皮升麻全；或加石膏清胃热，能消牙痛与牙
宣，是还有石膏吗？

师父：石膏辛甘大寒，清阳明胃热，亦可生津止渴，若
热势重，可加入石膏。

杏林小剂：师父，小方，你们讨论得忘了我了，我的牙
痛得张不开口了。

杏林小方：小剂，不要哭啦，走走走，我赶紧给你熬药去。

受寒恶心头痛方——吴茱萸汤

杏林小方：明天就是重阳节啦，每到重阳节，我就会想起王维那首脍炙人口的《九月九日忆山东兄弟》：独在异乡为异客，每逢佳节倍思亲。遥知兄弟登高处，遍插茱萸少一人。

杏林小剂：小方，你又在悲春伤秋了。师父说一会去药园采摘，明天去登高爬山。

杏林小方：啊？真的吗，明天放假吗？哈哈，好开心。

杏林小剂：小方，你咋这么善变？

杏林小方：走啦走啦，采摘茱萸去。

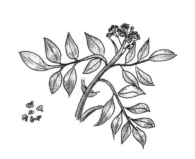

杏林小剂：呀，我忘了问师父，茱萸是哪一种，山茱萸？吴茱萸？

杏林小方：咦！确实是，"遍插茱萸少一人"里的茱萸是指哪一种呢？我们还是去问师父吧。

杏林小剂：师父，明天重阳节登高我们佩戴的茱萸到底是山茱萸还是吴茱萸呢?

师父:当然是吴茱萸了。

杏林小方:那为什么重阳节插的是吴茱萸,而不是山茱萸呢?

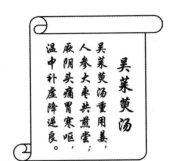

师父:吴茱萸气味浓烈,山茱萸没气味。而古人"辟恶气"佩戴的植物大多会选有浓烈气味的,像佩兰、艾叶、菖蒲等。所以王维诗中的"茱萸"是吴茱萸而非山茱萸啦。《西京杂记》中说:"汉武帝宫人贾佩兰称,九月九日佩茱萸,食蓬饵,饮菊花酒,云令人长寿。"最具神话色彩的是南朝梁吴均在《续齐谐记》中的记载:"汝南桓景随费长房(东汉方士)游学累年,长房谓曰,'九月九日,汝家中当有灾,宜急去,令家人各作绛囊,盛茱萸以系臂,登高饮菊花酒,此祸可除。'景如言,齐家登山。夕还,见鸡犬牛羊一时暴死。长房闻之曰:'此可代也。'今世人九日登高饮酒,妇人带茱萸囊,盖始于此。"

杏林小剂:师父,我记得《伤寒论》中有吴茱萸汤一方,也是用来辟邪的吗?

师父:当然不是。吴茱萸汤可用于头痛,尤其是巅顶痛甚,有时伴手足逆冷、舌淡苔白滑、脉沉弦等。

杏林小方:那我前些日子的头痛是不是可以服用吴茱萸汤呢,这个方子的组成复杂吗?

杏林小剂：小方，前几日你是因为撞到南墙才头痛的吧？

师父：吴茱萸汤主治肝寒浊阴上逆证，是肝经受寒，浊阴上逆上扰清阳所致。吴茱萸汤中吴茱萸性辛烈而味苦厚，入足厥阴风水之脏，善温中，下逆冷气，止头痛，故用之为君；生姜辛温，散寒凝，温通经脉，故用之为臣；人参甘温，能补五脏诸虚不足者也，以补中气；大枣能和茱萸之热，合人参之甘，配生姜之辛，而能散发寒邪，补益中州，调和脾胃。

杏林小方：那好吧，看来我还是适合躺着养伤啊。

师父：吴茱萸汤治疗的头痛常有以下特点：一是程度剧烈，甚至以手捶头或以头击墙，而且疼痛容易慢性化或趋于顽固性；二是部位以巅顶痛及偏头痛居多，有的从巅顶连及颈肩酸痛；三是伴有手足逆冷；四是头痛几乎都伴有呕吐，只是呕吐的程度有轻重之别。既可为呕吐不止，也可为轻微的恶心；或仅仅是口吐涎沫、流口水等。

杏林小方：那我前些日子吃多了导致的恶心呕吐是不是也可以服用呢？

杏林小剂：小方，你怎么那么想服用吴茱萸汤呢？

师父：吴茱萸汤很难喝的，吴茱萸大辛大热，生姜也是辛热的，加上用量也大，这碗药是很辛辣的啊。

杏林小方：师父，小剂说他昨天头痛得要吐了，我去给他熬一碗。

杏林小剂：小方，我是真心不想喝吴茱萸汤的。

着急上火快服它——龙胆泻肝汤

陈小二：大夫，我头痛欲裂，口苦得不行，快些帮我看看吧。

杏林小方：别着急，您慢慢跟师父说。

陈小二：昨天隔壁刘老三和我因为点小事吵架了，完事了我越想越生气，结果到晚上就开始头痛头胀，还有耳鸣、口干口苦。

师父：那昨晚一定没睡好觉了？

陈小二：是啊，我一晚上翻来覆去睡不着，心烦意乱，胸闷不舒，早晨起来还想发脾气呢。

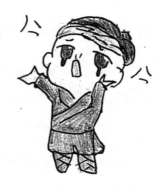

师父：是不是小便也不太正常了？

陈小二：对，小便发黄。您看，舌头也是黄的。我这是上大火了吗？

师父：您这是肝胆实火上炎。因为吵架，肝郁化火，肝胆实火上炎，上扰头面，故见头痛；胆经布耳前，出耳中，故见耳鸣；舌红苔黄，脉弦有力均为肝胆实火上炎之症。不用着急，我给您开个方子，吃完就好啦。

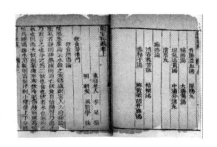

……

杏林小剂：师父，您刚才开的是什么方子呢？

师父：龙胆泻肝汤，最早在李东垣的《兰室秘藏》卷记载，后来经《医方集解》所引用，广泛用于清肝火。

杏林小方：龙胆是龙的胆吗？

师父：当然不是。古时的方术之家，经常会故弄玄虚，为了表示某种药物有多名贵，往往称龙道凤，例如"龙须""凤尾"之类的，"龙胆"之名也是如此。其实是因为它的根很苦，如同胆汁，而叶子和龙葵很像，两者各取其一而来"龙胆"之名。至于"草龙胆"则是为了表示这种植物并非真龙之胆，只是一种草花而已。龙胆即龙胆草，是一味地地道道的草本植物，此药主产于东北，具有东北一样的"寒凉"之性，开紫色花朵，又善入"肝胆"经，你

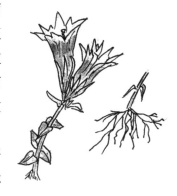

们也可以把它理解成加强版的"野菊花"。

杏林小剂：野菊花是清热解毒的，龙胆草也是吗？

师父：龙胆草性寒，专泻肝胆之火，能够治疗目痛颈痛，两胁痛，这是与"野菊花"的相似之处。不同之处则在于，菊花轻清，更善于疏散肝经风热，治疗头晕、目赤；而龙胆草"气温厚重而沉下，善清下焦湿热"，也就是男子的阴囊湿热、痈肿，或小便疼痛、色黄、频数，或女子下焦异味、瘙痒等问题，而这些病症也正是龙胆泻肝汤的适应证之一。

杏林小方：那龙胆泻肝汤如何治疗陈小二的头痛呢？

师父：君药龙胆草大苦大寒，既泻肝胆实火，又清肝胆湿热；辅以黄芩、栀子苦寒泻火，助龙胆草之力。柴胡疏畅肝胆，助龙胆草清热泻火；佐以泽泻、木通、车前子渗利水湿，使湿邪从小便而出。当归、生地黄滋阴养血，以防苦寒药化燥伤阴；使以甘草调药和中，防苦寒伤胃。

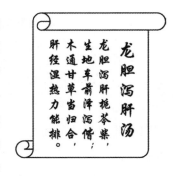

龙胆泻肝汤

龙胆泻肝栀芩柴，
生地车前泽泻偕；
木通甘草当归合，
肝经湿热力能排。

杏林小剂：龙胆泻肝汤里的药物多苦寒，是不是脾胃不好的人服用就要注意了？

师父：对，方中药物多苦寒，易伤脾胃，不宜久服多服，中病即止。这也提醒你们用药有度，不可追求量大、时久，要因人、因地、因时制宜。

杏林小方、杏林小剂：是，师父。

头风头痛第一方——川芎茶调散

陈小二：大夫，我头痛欲裂，快些帮我看看吧。

杏林小方：咦？我记得您半个月前就因为头痛来了，怎么了，又跟街坊吵架了吗？

陈小二：小大夫，不要乱说哦，好像我整天想跟别人吵架一样。

杏林小剂：那这次是因为什么呢？

陈小二：大夫，这几日天气暖和了，大家都出去踏青，我昨日和夫人也去了。些许是吹了风，回来后就头昏脑涨，早晨起来偏头痛，鼻子不透气，也不发热，就是头痛。

师父：您这次是外感风邪头痛。

杏林小方：是因为吹风导致的吗？昨日确实天气很好，春暖花开的，我和小剂也去郊游踏青了，为什么我们没有头痛呢？

师父：《素问》云"正气存内，邪不可干，邪之所凑，其气必虚"，同样吹风的人不一定都会头痛，需要看每个人的正气强弱。

杏林小方：哦哦，怪不得。

师父：我给您开两剂药，记住，回去用清茶调下，明日就好啦。

陈小二：谢谢大夫！

……

杏林小剂：师父，这次是感受风邪导致的头痛，肯定不能用龙胆泻肝汤了，那您开的是?

师父：川芎茶调散，是治疗头风头痛第一方。

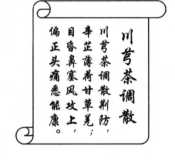

川芎茶调散

川芎茶调散荆防，
辛芷薄荷甘草羌；
目昏鼻塞风攻上，
偏正头痛悉能康。

杏林小方：师父，这首方子的名字听起来好像喝茶一样。

师父：川芎茶调散是治疗风邪外袭所致头痛的有效方。《素问》所谓"伤于风者，上先受之"，即为此意。川芎茶调散中川芎走而不守，能上达巅顶，下至血海，行血中之气，长于止痛，为治头痛之要药，正如《病因赋》所说："头痛必须用川芎。"羌活善于治太阳经头痛；细辛善于治少阴经头痛；白芷善于治阳明经头痛，三药相伍，乃治头痛之良剂也。荆芥、防风疏散上部风邪。尤其是方中的薄荷和清茶，可清利头目，疏风散热，服之则使风邪去而清阳升，经脉通而头痛止。

杏林小剂：师父，历史上患有头风病的曹操，就是这种头痛吗？好像比较严重。

师父：若风邪稽留经脉，阻滞不通，则往往头痛剧烈，难以忍受，甚则其痛或偏或正，休作无时，迁延不愈而成"头风"。这时候病邪入络，病势较重，单纯用川芎茶调散，力量是达不到的，需要加入僵蚕、全蝎等搜风通络而止痛。

杏林小方：好可惜三国时期没有川芎茶调散，不然，神医华佗能拯救多少黎民苍生。

师父：历史终究是历史，但医史不分，我们在学医之时亦要通史，以史为鉴，是我们所要牢记的。

胃痛胃胀

人类脾胃好朋友——保和丸

杏林小方：小剂，你吃什么了，怎么口气那么大，我要和你保持距离！

杏林小剂：我今天没吃什么啊，就是前天和昨天吃得油腻，有点胃胀，所以口气有点重啦。

师父：小剂可以去取点保和丸服用。

杏林小剂：师父，保和丸不是治疗食积的吗？

杏林小方：师父，保和丸不是治疗腹泻的吗？

杏林小剂：师父，保和丸不是治疗便秘的吗？

杏林小方：师父，保和丸不是治疗失眠的吗？

杏林小剂：师父，保和丸不是治疗发热的吗？

杏林小方：师父，保和丸不是治疗消渴的吗？

杏林小剂：师父，保和丸不是治疗高血脂的吗？

杏林小方：师父，保和丸不是治疗高血压的吗？

师父：你们说的都正确，保和丸均可治疗以上病症。

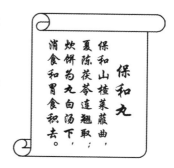

保和丸

保和山楂菜菔曲，
夏陈茯苓连翘取；
炊饼为丸白汤下，
消食和胃食积去。

杏林小方、杏林小剂：嗯？

师父：保和就是保护脾胃调和的意思。保和丸是著名医家朱丹溪所著《丹溪心法》中的名方。

杏林小方：我知道，朱丹溪是金元四大家之一。

师父：朱丹溪小时候，读书能过目成诵，日记千言，言章辞赋，一挥即成，是当时学识渊博的"东南大儒"。但在他三十岁的时候，其老母患严重的脾胃病，心情焦急，请了许多医生治疗都治不好。原来这些医生，大都医术粗劣，受当时社会风气影响，盲目搬用局方。开的药大同小异，吃下去一点效果也没有。这时，他深深体会到"医者，儒家格物致知一事，养亲不可缺"（《格致余论》序）。于是他立志学医，日夜攻读《黄帝内经》。"缺其所可疑，通其所可通"，克服了学习上的种种困难，经过五年的勤奋苦学，既治好了母亲的病，也为日后行医打下良好的基础，保和丸即是他苦心研究出的著名方子。你们可还记得药物组成？

杏林小剂：保和山楂莱菔曲，夏陈茯苓连翘取；炊饼为丸白汤下，消食和胃食积去。

师父：很好。朱丹溪创制保和丸时主要是针对食滞胃脘证，出现脘腹痞满胀痛，嗳腐吞酸，恶食呕逆，或大便泄泻，舌苔厚腻，脉滑等。

杏林小方：为何我和小剂所说的保和丸治疗失眠、发热、消渴、高血压、高血脂等都正确呢？

师父：这是因为无论是何种表现，这些病的根本病机是一样的，都是饮食积滞而致。比如失眠，《素问》记载："胃不和则卧不安。"因胃强多食，脾弱不运，停滞胃腑，从而上扰心神致神志不安而失眠，这时候，消食化积，即可和胃安神。发热一般是针对小孩子，小儿脏腑娇嫩，不知饥饱，食积日久，内生蕴热，郁热上冲而致发热，此时，釜底抽薪，消食和胃，即可退热。消渴病亦叫糖尿病，与高血压、高血脂均为代谢性疾病。过食肥甘厚味是致病的重要因素，日久脾胃积滞，运化不及，导致生湿、生痰、致瘀等，保和丸通过消食导滞、祛湿化痰等作用，促进代谢，各种不适自然而解。

杏林小剂：保和丸这么神奇，那具体是怎么发挥作用的呢？

师父：保和丸中山楂味酸而甘，能消一切饮食积滞，尤善消肉食油腻之积，重用为君。神曲消食和胃，善化酒食陈腐之积；莱菔子下气消食，长于消谷面之积，共为臣药。君臣合用，消食之力更著，可消各种饮食积滞。半夏、陈皮理气化滞，和胃止呕；食积内郁，易于生湿化热，茯苓渗湿健脾，和中止泻，连翘清热散结以助清散食滞积热，共为佐药，诸药合用，使食积化，胃气和，诸症自解。

杏林小方：小剂，你不要说话了，熏死我和师父了，快快去服用保和丸吧。

杏林小剂：……

脾胃一和百病安——平胃散

杏林小方：小剂，小剂！

杏林小剂：小方，你那么大声，吓死我了！

杏林小方：我叫了你好几声，你都没听到？干啥坏事呢，这么心虚。

杏林小剂：我刚看了一个鬼故事。

杏林小方：师父让温习功课，你看鬼故事！

杏林小剂：哪有，就是在学习时看到的。

杏林小方：咦？我咋没看到？让我看看啥内容。

杏林小剂：我给你讲讲。

话说有一名进京考试回乡的书生，回程时至西湖一游，途中邂逅了一位明媚动人的女子，心仪之余，愿花费重金偕女子同归，但女子婉拒，终未能如愿。过了五年，书生旧地重游，不禁想起佳人美丽的身影，怅然若失。

此时，忽然看见那位女子熟悉的身影，书生欣喜若狂，遂邀其同游西湖，之后两人不舍得分离，便一同投宿客栈。就这样过了半年之久，书生再度提出携手同归的要求，女子黯然，幽幽道出："你离去后，我因对你思念过度而一病不起，现在的我是个女鬼！我们朝夕相处，你被阴气浸淫已深，回去后必会腹泻大作，当服平胃散解之！"

书生听了之后又惊愕又惋惜，好一会儿才问道："平胃散都是些平和无奇的药味，如何能治好我呢？"女子道："其中有一味苍术，可以祛除邪气！"书生返家后果然腹泻不止，只得依指示服平胃散，腹泻才逐渐停止。

杏林小方：虽然你讲的平平无奇，但我确实记住了平胃散，为何要服用平胃散呢？

杏林小剂：古人认为，荒野岚瘴，或瘟疫恶气和鬼魅之说同气相应，都和"湿"有密切关系，而平胃散就是燥湿和胃的常用方。

杏林小方：你半日就温习了这点鬼怪之谈吗？

杏林小剂：再给你讲个专业的吧。

宋代医道高明的大医学家许叔微知道吧？相传青年时代的许叔微异常勤奋，每日攻读至深夜才上床入睡。许学士有一个睡前饮酒的习惯，大概是取民谚"睡前一口酒，能活九十九"以酒养生之意。几年后，他时时感到胃中辘辘作响，胁下疼痛，饮食减少，每过十天半月还会呕吐出一些又苦又酸的胃液和胆汁来。每到夏天，他的左半身不会出汗，只有右半身出汗。这到底是种什么怪病？许叔微陷入深思并四处求治。谁知遍求名医却总不见效，他心中十分苦恼。于是，许学士摒弃了"医不自治"的信条，开始自救。

他对自己的病情进行了认真的分析研究，认为自己的病主要是由"湿阻胃"引起的。于是，他按照自己"用药在精"的一贯学术思想，选用平胃散，服药数月后，症状逐渐减轻，直至获得痊愈。

杏林小方：这个故事靠谱一些。那么平胃散到底是什么方子呢？

杏林小剂：平胃散主治湿滞脾胃所导致的脘腹胀满，不思饮食，口淡无味，呕哕噫气，甚则下注而为泄泻。方中以苍术味苦性温而燥，最善燥湿，兼以健脾，能使湿去而脾运有权。厚朴辛苦性温，不但能行气消满，且有芳香苦燥之性，行气而兼祛湿，与苍术配伍，燥湿以健脾，行气以化湿，湿气去则脾得运化。佐以陈皮理气和胃，芳香醒脾助苍术、厚朴之力。使以甘草甘缓和中，调和诸药。煎加姜、枣，其调和脾胃之功益佳。综合全方，重在燥湿运脾，兼能行气除满，使湿浊得化，气机调畅，脾

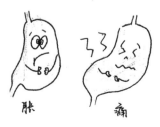

胀　痛

气健运，胃得和降，则诸症自除。

杏林小方：为啥叫"平胃"呢？

杏林小剂：平胃散其实是平脾散，这些药都比较燥，都是燥脾湿的，这就好比把"胃"高出的燥土削一些下来，填到陷下去的湿土里边。这样它会把低洼处的一些湿给吸过来，然后脾土就没那么湿了，这个土地也变得平整了，这就是平胃散的本意。

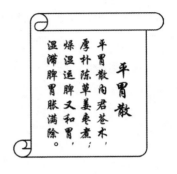

杏林小方：哈哈，小剂，这么多次，你就这次讲得最好了。

杏林小剂：就当你在夸我吧。

"柿柿如意"止呃逆——丁香柿蒂汤

杏林小方：小剂，你知道为什么事（柿）事（柿）如意？

杏林小剂：小方，最近你这么多谐音梗。

杏林小方：也不是啊。我最近参观了国家一级文物：东汉时期的柿蒂八凤纹铜镜，上面的柿蒂纹就是我国古代的吉祥纹样，看来事（柿）事（柿）如意是有根源的。对了，后山的柿子熟了，我摘几个一起吃啊，最近我们会事（柿）事（柿）顺遂的。

杏林小剂：小方，谢谢你啊，我最近胃不舒服，总是呃逆，就不吃了。

杏林小方：咦？柿子不是治疗呃逆的吗？

杏林小剂：不是啦，柿子性味甘涩、微寒，吃多了会在胃酸的作用下与蛋白质、淀粉等结合，容易变成大小不等的结石，沉淀在胃内，引起上腹部剧烈疼痛、呕吐、厌食等症状。但柿蒂是可以入药的，《滇南本草》云："柿蒂，治气隔反胃。"所以，你不要多吃柿子，吃完柿子记得把柿蒂留给我啊。

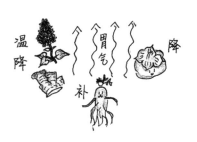

师父：除了柿蒂，还可以配上丁香、人参、生姜，组成丁香柿蒂汤。

杏林小方：师父，您外出诊病回来啦！丁香柿蒂汤是什么方子呢？

师父：丁香柿蒂汤出自明代秦景明的《症因脉治》，具有温中益气、降逆止呃的功效，能治疗胃气虚寒，气逆不降导致的呃逆不止、胸脘痞闷等。

杏林小剂：师父，为何要配伍丁香呢？柿蒂本身不是可以治疗呃逆吗?

师父:柿蒂,善于降胃气,是中医治疗胃气上逆的重要药物之一。《本草纲目》云:丁香治虚哕。丁香可以温中散寒、降逆止呕,是治疗胃寒恶心的首选药物之一。你除了呃逆,是不是平时食凉后胃部会不适?得温后会稍舒?

杏林小剂:是的,师父。

师父:柿蒂配伍丁香,既可以温中散寒,又可以降逆止呕,二者相得益彰,都是丁香柿蒂汤之中的君药。生姜味辛性温和,为呕家圣药,与丁香、柿蒂合用则性温和胃降逆之功尤著,人参味甘性温,可益气,补虚养胃。四药合用,共奏温中益气、降逆止呃之功,使胃虚复,气逆降,则呃逆、胸痞自除。

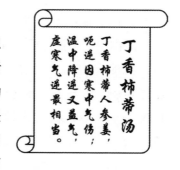

丁香柿蒂汤

丁香柿蒂人参姜,
呃逆因寒中气伤;
温中降逆又益气,
虚寒气逆最相当。

杏林小方:小剂,你放心啦,我决定出门向路人发放柿子,免费吃柿子,但是要留下柿蒂。这样,我既不会因为多吃柿子难受,同时又可以收集柿蒂,我是不是很聪明?

杏林小剂:你还……真是独辟蹊径。

东垣益气升阳方——补中益气汤

杏林小方:小剂,知道《内外伤辨惑论》吗?

杏林小剂：小方，我当然知道了，学医之人谁不知道李东垣的《内外伤辨惑论》！

杏林小方：那你知道李东垣是在什么背景下撰写的这本著作吗？

杏林小剂：给你一个向我普及知识的机会吧。

杏林小方：那是在公元 1232 年，成吉思汗的儿子率军南下，进攻金国。李东垣被围城中，亲眼看着每日有上万人死亡，十二个城门每天都要送出一两千具尸体，整整送了三个月，这期间死了大约一百万人。每日有上万人死亡，人们想到的都是瘟疫，都按瘟疫来治，发汗或者泻下，但无效，仍有许多人死去。这时，李东垣认定这绝不是瘟疫，哪能这么多人一起受伤寒呢？他认为是围城时饿的，还得守城干活，开城了，有东西大家就拼命吃，导致脾胃受伤。后来他发现有患者在吃完药后恢复了，这时他明白了：此病不是外感，是内伤，即便最初是外感，最后也可转为内伤。于是他提出了一个非常著名的医学观点："脾胃内伤，百病由生。"李东垣遂写了《内外伤辨惑论》，创立了几个方子，并磨成粉免费给灾民服用，所济活者，不可遍数。

杏林小剂：举个例子呀，李东垣的代表方子。

杏林小方：补中益气汤。

杏林小剂：这确实是李东垣的代表方子。那它是用来补脾胃的吗？

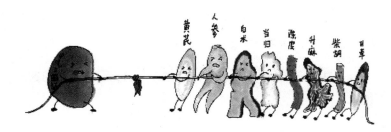

杏林小方：对啊。方中包括人参、黄芪、白术、陈皮、升麻、柴胡、当归、炙甘草。

杏林小剂：方子里包括益气健脾的基础方四君子汤，但是为啥没有茯苓？

杏林小方：补中益气的意思是补中焦之气，同时要把气升起来。茯苓淡渗之性，不利于升提呀，所以肯定不能用。

杏林小剂：那你知道补中益气汤治疗什么病吗？

杏林小方：一是治疗脾胃气虚证，症见精神疲倦、少气懒言、食不知味、四肢倦怠、舌淡、脉软无力；二是治疗气虚发热证，症见身热自汗、渴喜热饮、气短乏力、食少懒言；三是治疗中气下陷证，症见胃下垂、子宫脱垂、脱肛等。

杏林小剂：可以啊，小方。

杏林小方：那是，补中益气汤方中黄芪味甘微温，入脾、肺经，补中益气，升阳固表，故为君药；

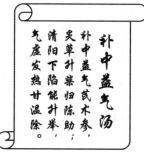

补中益气汤

补中益气芪术参，
炙草升柴归陈助；
清阳下陷能升举，
气虚发热甘温除。

配伍人参、白术，补气健脾为臣药；当归养血和营，协人参、黄芪补气养血；陈皮理气和胃，使诸药补而不滞；少量升麻、柴胡升阳举陷，协助君药以升提下陷之中气，共为佐药；炙甘草调和诸药，为使药。综观全方，一则补气健脾，使后天生化有源，脾胃气虚诸证自可痊愈；二则升提中气，恢复中焦升降之功能，使下脱、下垂之证自复其位。

杏林小剂：赞哦，小方，看来你已经把李东垣的方子研究透了。我决定封你为"新时代补土派代表"。

杏林小方：不敢当，不敢当。

巧治鸡鸣五更泻——四神丸

杏林小剂：小方，扶我一下。

杏林小方：小剂，你怎么了，这么虚弱？

杏林小剂：最近这几天，我每天早晨三四点开始肚子痛，就要上厕所，好痛苦。

杏林小方：是吃坏肚子了吗？我赶紧扶你去找师父……师父，快给小剂看看，他拉肚子都快虚脱啦。

师父：不要着急，小剂，具体说说怎么不舒服的呢？

杏林小剂：师父，我最近早晨一听到鸡叫就醒了，然后就会肠鸣腹痛，急着上厕所，大便稀溏，上完厕所以后腹痛、肠鸣会有缓解，但回来后就睡不着了，感觉浑身冷，乏力气短。

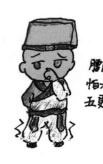

腰酸
怕冷
五更泻

师父：听你描述，看你面色苍白，

舌淡、苔白、脉弱，应该是"鸡鸣泄"。

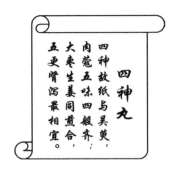

四神丸

四神故纸与吴萸，
肉蔻五味四般齐；
大枣生姜同煎合，
五更肾泻最相宜。

杏林小方：虽然这时候很严肃，但原谅我不厚道地笑了。鸡鸣泄是什么，小剂的泄泻是咱们的鸡捣的鬼？

师父：当然不是。《伤寒来苏集》云："夫鸡鸣至平旦，天之阴，阴中之阳也，因阳气当至而不至，虚邪得从留而不去，故作泻于黎明。其由有四：一为脾虚不能制水；一为肾虚不能行水；一为命门火衰不能生土，一为少阳气虚无以发陈。"并且，鸡鸣泄亦叫作五更泻，五更正是阴气极盛，阳气萌发之际，命门火衰者应于此时，因阴寒内盛，命门之火不能上温脾土，脾阳不升而水谷下趋，故令五更泄泻。

杏林小方：师父，该用什么药呢？

师父：治疗五更泻的名方——四神丸。

杏林小方：四神丸？我好像只听过六神花露水，是哪里的四位大神创制的？

师父：四神丸是《普济本事方》里的二神丸（肉豆蔻、补骨脂）合五味子散（五味子、吴茱萸）而成的。明代著名医家薛己用四神丸治脾肾阳虚泄泻，原文为"薛立斋治侍御沈东江之内，停食腹痛作泻。以六君子加木香、炮姜而愈。后复作，传为肾泻，用四神丸而愈。"本案患者是由伤食泻转为脾肾泻，其病理基础是脾肾阳虚。治标不治本，或泻止而不调理，皆得不到巩固疗效的作用。而四神丸作为温补脾肾、涩肠止泻的基本方，对脾肾虚寒所致的泄泻尤为常用。其治疗脾肾虚寒之五更泄泻，功效神奇迅速，故称"四神丸"。

杏林小方：那这四味药是怎么发挥作用的呢？

师父：方中补骨脂可温补命门之火以温养脾土，在此方中充当着君药的角色。肉豆蔻为臣药，可温脾暖胃、涩肠止泻。君臣相配，脾肾兼治，命门火旺则可暖脾土，脾得健运，肠得固摄，则长期五更泻的病症就可祛除。吴茱萸在本方中充当的是佐药的角色，可温暖脾肾以散阴寒；五味子也是佐药，温敛收涩，固肾益气，涩肠止泻。诸药合用，共奏温肾暖脾、涩肠止泻之功效。

杏林小剂：那我赶快去服用四神丸。

师父：《医方集解》中记载了四神丸的服用注意，应"临睡前用淡盐汤或白开水送下"。睡前服用也有一定的道理，夜里多凉，睡前服用可帮助抵御一夜的寒凉，更能发挥它温肾暖脾的作用。

杏林小方：师父，我还是感觉那只鸡有问题。我决定，给您和小剂炖个鸡汤！

杏林小剂：你真行。

紧张焦虑腹痛泻——痛泻要方

杏林小方：师父，白术芍药散是什么方子呢，没有听过啊。

师父：白术芍药散就是著名的痛泻要方。

杏林小方：痛泻要方我知道，是朱丹溪先生《丹溪心法》里治疗泄泻的方子。

师父：元代朱丹溪所著的《丹溪心法》卷二中治疗泄泻的方子所载药味与痛泻要方完全一致，并标明"治痛泻"，但未列方名。到明代，张景岳先生《景岳全书》中记载说痛泻要方引自刘草窗方，估计是刘草窗先生命名的。

杏林小剂：草窗？这是人名吗？古人有时候起名字好随意。

师父：非也非也，因医家欣赏周敦颐，草窗是源自"绿满窗前草不除"之诗句，具有清新洒脱的意义。

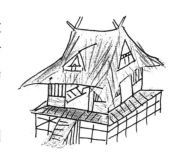

杏林小方：师父，那刘草窗到底是何许人也？

师父：刘草窗为明代江苏省长洲（今江苏省苏州市）人，名溥，字元博，家世业医。祖父曾为永乐时御医，父亲亦以医得官，刘溥从幼年起即跟随其祖父及父亲学习研究经史、天文、历数、书画、医学，著有《草窗集》一卷，今已佚。

杏林小剂：那好可惜啊，看来立书著作还是需要保存好，不然心血全没了。

师父：立书著作不仅是记载个人的经验心得，其实也是泽被后世之举。

杏林小方：师父，痛泻要方是治疗痛泻吗？是哪种拉肚子痛的呢？

师父：痛泻要方所治痛泻就是肠鸣腹痛，大便泄泻，泻必腹痛，泻后痛缓。简单来说就是一肚子痛就想大便，大便完肚子痛就好转了。

杏林小剂：还真是简单直接。师父，这种泄泻一般是因为吃东西不注意导致的吗？

师父：《医方考》云："泻责之脾，痛责之肝；肝责之实，脾责之虚，脾虚肝实，故令痛泻。"所以，痛泻多由土虚木乘，肝脾不和，脾失健运所致。治疗以补脾柔肝，祛湿止泻为主。

杏林小方：看来这种泄泻不能按照常规的止泻方法来治。

师父：是的，中医讲"治病必求于本"，痛泻的根本病机在肝脾，

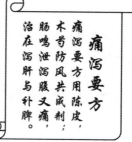

痛泻要方

痛泻要方用陈皮，
术芍防风共成剂；
肠鸣泄泻腹又痛，
治在泻肝与补脾。

需要调和肝脾。白术苦温，补脾燥湿，为君药；白芍酸寒，柔肝缓急止痛，与白术配伍，为臣药；陈皮辛苦而温，理气燥湿，醒脾和胃，为佐药；防风燥湿以助止泻，为脾经引经药，故为佐使药。本方通过扶土抑木法，寓升疏于补敛之中，疏肝理脾、宣畅气机、柔肝止痛、健脾止泻。

杏林小方：师父，我也需要装饰一下我的屋子外面。

师父：你装饰房屋外面干什么？漏雨了吗？

杏林小方：不是的，我也想取个有意思的字号。"小方"好土啊，我不想等我百年之后，后人看我的著作显得没有说服力，我要起个"某某居士""某某仙人"，这不就高大上了。

师父：想法独特！

酸甜可口健脾胃——小建中汤

杏林小剂：小方，你嘴上怎么脏乎乎的？

杏林小方：哪里？没有啊，瞎说！

杏林小剂：小方，我知道了，你偷吃饴糖了，哈哈，我告诉师父。

杏林小方：小剂，你不厚道，上次你偷吃饴糖我可替你保密啦。

杏林小剂：逗你呢，是师父刚熬制的饴糖吗？

杏林小方：对啊，刚出锅的，还热乎呢，浓浓的麦芽香气，你闻闻。

杏林小剂：好香甜啊。但是别再吃了啊，师父说要用它入药，你都吃了，怎么去治病？

杏林小方：麦芽糖可以治病吗？什么病？我也要生病，竟然有这么甜的药，我可以天天吃。

师父：小方，你闲来无事又想生病吃药了？

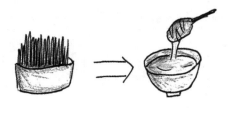

杏林小方：师父，小剂说您熬制饴糖是为了入药，什么病需要饴糖啊？

师父：饴糖，性味甘温，入脾、胃、肺经，具有补脾益气、缓急止痛、润肺止咳的功效。饴糖首载于《名医别录》："饴糖，味甘，微温，主补虚乏、止渴、止血。"《千金要方》曰"补虚冷，益气力，止肠鸣，咽痛，除唾血，却咳嗽。"《日华子本草》曰"益气力，消痰止嗽，并润五脏。"《长沙药解》曰："补脾精，化胃气，生津，养血，缓里急，止腹痛。"总之，饴糖可补中益气，健脾和胃，

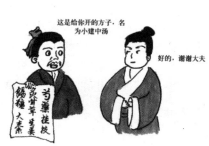

这是给你开的方子，名为小建中汤

好的，谢谢大夫

芍药桂枝 师父熬的饴糖 甘草生姜 赐糖大枣

润肺止咳，主要用于体虚及小儿、产妇的滋养。

杏林小剂：师父，古代有没有方子里用到饴糖呢？

师父：当然有，我这次熬制饴糖就是要配方用，像张仲景先生的小建中汤。

杏林小方：小建中汤？建中是什么意思？

师父：建中，就是建立中焦脾胃之气。小建中汤重点在于补脾胃、补气血，具有温中补虚、缓急止痛之功。

杏林小剂：师父，具体是针对什么症状呢？

师父："虚劳里急，腹中痛"，简单来说就是中焦虚寒，阴阳不和导致的消瘦、乏力、腹中痛。

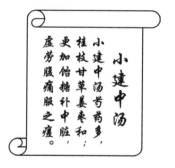

杏林小方：是不是可以用于很多小朋友，不爱吃饭，总是肚子痛，还很瘦，不长个的？

师父：对，小建中汤中饴糖为君药，具有甘温质润的特点，可以改善中焦虚寒、肝脾失调、阴阳不和等。辅以桂枝、白芍等药材，以驱散寒邪、缓和肝气、控制腹痛。并配合生姜、大枣、炙甘草等药物，以补益脾气、调和脾胃等。各类药物合用具有温暖中焦、和里缓急、益气补虚等功效，起到强健中气，使阴阳气血生化有源的作用。据说小孩子服完后食量增大，面色红润，体力增强。

杏林小剂：方中大量甘味饴糖和酸性白芍配伍，应该是酸酸甜甜的，很好喝。

杏林小方：师父，我肚子痛，我需要小建中汤。

师父：……

脾虚便溏就选它——参苓白术散

杏林小方：小二哥，怎么几个月不见，面黄肌瘦，弱不禁风了啊？

陈小二：这不是来找大夫给瞧瞧嘛，大夫，我感觉我好虚啊。

师父：是怎么虚呢？

陈小二：两个月前开始出现气短乏力，不想吃饭，慢慢地也瘦了。

师父：是不是大便偏稀或者不成形？

陈小二：对，大便还有排不净的感觉，无力感。

师父：我看看舌苔，舌边有齿痕，脉也是比较弱的。

陈小二：大夫，您说我是不是快不行了？邻居们都说我得了绝症，一下子瘦那么多，肯定不是好病。

师父：病哪分好坏！有病咱们就治，不要太担心。您这是脾虚湿停，没有大问题的，我开了方子，您拿药回去喝，很快就会好的。

……

杏林小剂：师父，小二哥是不是因为脾胃虚弱，纳运乏力，故饮食不佳；水谷不化，清浊不分，故见大便偏稀；脾失健运，则气血生化不足，肢体肌肤失于濡养，故四肢无力、形体消瘦、面色萎黄？

师父：分析得很对。我给他开的是被誉为"健脾祛湿第一方"的参苓白术散。

杏林小方：参苓白术散是不是人参、茯苓和白术？

师父：不全是，全方包括四君子汤（人参、茯苓、白术、甘草）、山药、白扁豆、莲子肉、薏苡仁、砂仁、桔梗。四君子汤以补气为主，为治脾胃气虚的基础方，脾气得充，运化有力，则脾湿得除。山药补脾养胃，生津益肺，补肾涩精。莲子肉养心，益肾，补脾。二药共助四君子健脾益气，兼能补肺益肾，还止泻。白扁豆健脾化湿，薏苡仁健脾渗湿，兼能止泻，二药共助白术之燥湿。砂仁不仅醒脾，还和胃化滞，桔梗利肠胃，甘草健脾和中，调和诸药。纵观全方，

参苓白术散
参苓白术扁豆陈，
山药甘莲砂薏仁；
桔梗上浮兼保肺，
枣汤调服益脾神。

补中气，渗湿浊，行气滞，使脾气健运，湿邪得去，则诸症自除。

杏林小剂：师父，这首方子同四君子汤一样也是出自宋代官方颁布的《太平惠民和剂局方》吗？

师父：对，《太平惠民和剂局方》对它的评价很高，认为"此药中和不热，久服养气育神，醒脾悦色，顺正辟邪"。明代医学家周文采认为："治脾胃虚弱，饮食不进，或致呕吐泄泻，及大病后调助脾胃，此方最宜。"清代医家费伯雄亦云："一补脾，一去实，简当有法，勿以其乎易而忽之。"

《素问》曾记载："诸湿肿满，皆属于脾。"可见湿气的来源就是脾虚，要想断绝湿气的来源，必须要把脾胃调理好。所以参苓白术散一直被作为治疗脾虚湿停的常用方。

杏林小方：师父，都说湿气大，会长肉，我是不是也需要服用参苓白术散祛祛湿，减减肥呢？

杏林小剂：小方，你一顿吃三碗米饭，怎么也看不出来脾虚啊？

杏林小方：哼！

国民良药补肾方——六味地黄丸

杏林小方：小剂，考考你？

杏林小剂：小方，你哪次考我成功了？哈哈，放马过来！

杏林小方：请听题！历史上，哪位皇帝被称为六味地黄（皇）丸？

杏林小剂：你在搞笑吗？世人谁不知国民补药六味地黄丸，跟历史上的皇帝有啥关系呢？

杏林小方：小剂，终于有你不知道的了。听好，被称为六味地黄（皇）丸的皇帝是唐中宗李显。

杏林小剂：为何称他为"六味地黄（皇）丸"呢？

杏林小方：因为他身边的六人全是皇帝！他是皇帝，他父亲是唐高宗李治，弟弟是唐睿宗李旦，儿子是唐殇帝李重茂，侄子是唐玄宗李隆基，最巧合的是他母亲武则天也是皇帝，所以世人给了他一个光荣而又幽默的称号"六味地黄

（皇）丸"。

杏林小剂：小方，你的脑回路，我是彻底服了。别整天看这些没用的，我问你，六味地黄丸是谁的方子呢？它的前身是什么呢？

杏林小方：当然知道了，是宋代儿科专家钱乙创制的啊，不过它还有前身啊？

杏林小剂：不知道了吧。其实，六味地黄丸源自张仲景先生的肾气丸。今天我就带你一起溯本求源，深入了解六味地黄丸。

公元 1079 年，钱乙作为"土郎中"的儿子，因为治好了当时太子的病，四十几岁就进入了太医的行列，令一些官僚味儿很足的太医们瞠目结舌。固然有些人佩服他，但更多的人是嫉妒。他们私下议论："钱乙治好太子的病，不过是巧合罢了！"有的人说："钱乙只会用土方，真正的医经怕

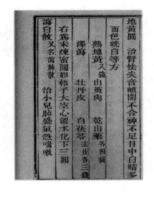

懂得不多。"一日，钱乙和弟子正在为患者治病，有位大夫带了钱乙开的儿科方子来"讨教"。他略带嘲讽地问："钱太医，按张仲景《金匮要略》八味丸，有地黄、山药、山茱萸、茯苓、泽泻、牡丹皮、附子、肉桂。你这方子好像少开了两味药，大概是忘了吧？"钱乙笑了笑说："没有忘。张仲景这个方子是给大人用的，而小孩子阳气足，我认为可以减去肉桂、附子两

味益火的药，制成六味地黄丸，免得小孩子吃了过于暴热而流鼻血，您看对吗？"钱乙回答得有理有据，并且把六味地黄丸的验案一一给这位大夫看。之后，这位大夫便连声道："钱太医用药灵活，酌情变通，佩服，佩服！"就这样，钱乙所创制的"六味地黄丸"名声大噪。

　　杏林小方：六味地黄丸和肾气丸还有这样的渊源啊。那现在的六味地黄丸难道还是给小孩子吃的吗？不是说是"国民补药"吗？

　　杏林小剂：六味地黄丸最初是为小儿生长迟缓、发育不良导致的"五迟"之症所设，后世医家慢慢发现，在这首方剂里，重用熟地为君药，填精益髓，滋阴补肾，山茱萸滋补肝肾，与山药双补脾肾，共为臣药。三药相伍，补肝脾肾，三阴并补；考虑到"凡补阴精之法，必当泻其浊"，于是，配伍泽泻利湿泄肾浊，牡丹皮清泄相火，茯苓健脾渗湿，此三药合用，即所谓的"三泻"。药六味，三补三泻，大开大合，最后达到补中有泻，泻中有补的作用。因此，六味地黄丸的适用范围不仅限于小儿的"五迟"之症，也用于腰膝酸软、潮热盗汗、手足心热、头晕眼花、耳聋耳鸣、牙齿摇动、足跟作痛、舌红少苔，脉细数等肾阴不足之症。

六味地黄丸

六味地黄山萸药，
泽泻苓丹三泻侣；
三阴并补重滋肾，
肾阴不足致可居。

　　杏林小方：也就是说只要是肾阴虚，男女老少皆可服用？

杏林小剂：可以这么说。但有些人脾胃运化功能不好，大便偏稀是不太适合的，需要配伍一些健脾益气的药物。

杏林小方：我最近腰膝酸软，需要去找师父要一些六味地黄丸。

杏林小剂：你那是因为懒。

补肾助阳第一方——肾气丸

杏林小方：师父，刚刚入冬，就好冷啊。

师父：是啊，小方，怎么扶着腰走路，扭到腰了？

杏林小方：师父，没有，但是我确实腰痛，每年从入冬开始，一个冬天都断断续续地难受。

师父：腰为肾之府，你应该知道的，也许是肾虚。

杏林小剂：小方，你年纪轻轻竟然肾虚了。

师父：肾虚不在年纪，再说，肾的生理功能有很多，肾虚的表现也有很多。其中最常见的就是腰膝酸软。

杏林小方：师父，我知道肾虚分阴阳，那我是哪一种呢？

师父：那就需要你自己辨证一下了。

杏林小方：肾主骨，肾虚会出现腰痛脚软。同时，我下半身常有冷的感觉，尤其是冬季，并且晚上睡觉要起夜，小便多，清长，舌淡而胖，脉虚弱，尺部沉细。师父，我应该是肾阳虚吧？

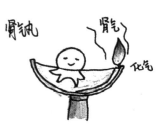

师父：辨证准确，仲景先生的《金匮》肾气丸很适合你。

杏林小剂：师父，肾气丸都有什么药呢？

师父：干地黄、山药、山茱萸、泽泻、牡丹皮、茯苓、桂枝、（炮）附子。

杏林小方：咦？这不是在六味地黄丸的基础上加上了附子和桂枝，就成了补肾阳的方子？

师父：准确说是六味地黄丸在肾气丸的基础上去掉了补阳药附子和桂枝，演变成了补肾阴的方子，可不要颠倒了顺序啊。

杏林小剂：那为何这么多滋阴药加一点点补阳药就成补肾阳的方子了呢？

师父：肾气丸的作用不在峻补肾阳，而是在于慢慢鼓舞肾气。方中附子大辛大热，温阳补火；桂枝辛甘而温，温通阳气，两药相合，

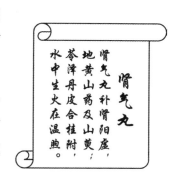

肾气丸

肾气丸补肾阳虚，
地黄山药及山萸；
苓泽丹皮合桂附，
水中生火在温煦。

共补肾阳，共为君药。重用干地黄滋阴补肾生精，配伍山茱萸、山药补肝，养脾，益精，阴生则阳长，同为臣药。方中补阳药少而滋阴药多，可见本方立方本义并非是峻补元阳，而在于微生火，鼓舞肾气，即取"少火生气"之义。泽泻、茯苓、牡丹皮可制约滋阴药碍滞脾胃，俱为佐药。诸药合用，助阳之弱以化水，滋阴之虚以生气，使肾阳振奋，气化复常，则诸症自除。

杏林小方：为了我年轻的肾，我赶紧去服用肾气丸了。

杏林小剂：师父，您看她跑得那么快，哪里像腰痛的人啊。

风湿痹痛老寒腿——独活寄生汤

师父：小方，小剂，马上要立冬了，天气越来越冷，很多老人腰腿痛病发作，师父决定每天熬制汤药，免费发放给有需要的老人们。

杏林小方：好呀，师父，那我们选择哪首方子呢？

师父：药王孙思邈的名方——独活寄生汤。

杏林小剂：师父，听说孙思邈活了一百多岁呢。

师父：是的，百岁老寿星孙思邈非常重视老年人养生保健，并积累了丰富的经验。他认为老年人要从精神、情志、饮食等进行自我调节，达到"正气存内，邪不可干"。并且创制了一些专门针对老人的方子，如治疗痹证日久，损及肝肾的独活寄生汤。

杏林小方：师父，这个中药独活的名字听着就独树一帜啊。

师父：有人说独活："一茎之上，得风不摇曳，无风偏自动，不受自然事物所左右，祖宗们便油然生出一股绵绵不绝的爱意，欣欣然将其定名为独活。那意思明摆着，只配它自个儿活着。"从这个解释来看，独活作为一种卑微的草，是真正的超凡脱俗，特立独行。当然，我们用它主要是因其可以祛风湿，散寒止痹痛，并且独活的药效是往下走的，尤其对老年人的腰腿痛很有效。

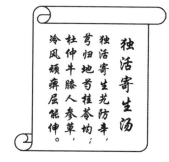

独活寄生汤

独活寄生艽防辛，

芎归地芍桂茯均；

杜仲牛膝人参草，

冷风顽痹屈能伸。

杏林小剂：师父，痹证就是类似于关节炎吗？

师父：对，早在《素问》就有论述："风、寒、湿三气杂至，合而为痹也。"风邪、寒邪、湿邪，三种邪气跑到腰部以下的关节、筋肉和骨缝等部位就待着不走了，时间长了就会导致这些部位疼痛，关节僵硬、活动不灵活等。

杏林小方：师父，独活寄生汤是怎么起作用的呢？

师父：我们可以把以上药材分成五个梯队。

独活作为君药，独自为第一梯队。独活，有"他人死，我独活"之意，作为先头军，起到了开山引路的作用。独活可以祛风湿，通经络，止痹痛。在所有的药材中独活是最善于祛风湿的，是治疗风湿性疾病的首选。

防风和秦艽为第二梯队。虽然有独活在前面打头阵，但面对如此顽疾自己一个人难免力不从心，于是又请来了同样能祛风除湿、活络止痛的防风和秦艽两位好帮手。一般而言，驱散风湿的药材都是比较燥的，容易损伤正气，但是防风和秦艽驱邪而不伤正，又被称为"风药中之润剂"，凡是风湿病无论新久寒热，都可以配伍应用。

第三梯队用了热性的细辛和肉桂。细辛可以清除全身的寒气，既入肺经散表寒，又入肾经除里寒，能通彻表里，祛一身之寒；肉桂主要擅长暖肾，肾暖了就像小火炉一样，从下往上温暖着周身，肉桂把一身的阳气点燃，寒邪自然也就无处遁形了。

第四梯队为桑寄生、杜仲和牛膝。这三味药材都有补肝肾、强筋骨的作用，只有补足肝肾，筋骨才会更强壮，人的腰腿也不容易被风、湿、寒这些邪气所困扰。

第五梯队是地黄、当归、芍药、川芎、人参、茯苓、甘草。仔细看一下这几味药，前四味就是滋阴补血的四物汤，后三味如果再加上白术就是补气健脾的四君子汤，合在一起就是气血双补的八珍汤。

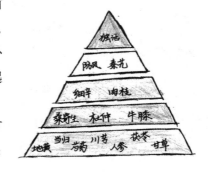

这就是"药王"的名方独活寄生汤，《千金要方》云：

"夫腰背痛者，皆由肾气虚弱、卧冷湿地当风得之，不时速治，喜流入脚膝为偏枯、冷痹、缓弱痛重，或腰痛挛脚重痹，宜急服此方。"

杏林小剂：也就是说凡是肾虚、风、寒、湿所致的腰背痛、关节痛、腿脚抽筋、拘挛等病症都可以用这个方子吗？

师父：是的。赶快去熬制免费发放的止痹痛的药汤吧。

杏林小方、杏林小剂：好的，师父。

阳气四布止疼痛——阳和汤

杏林小方：师父，什么是鹤膝风？是一种风邪？还是像鹤膝的病？

师父：小方同学开始思考了，有进步。鹤膝风，病名，指病后膝关节肿大变形，股胫变细，形如鹤膝者。亦名鹤游风、游膝风、鹤节、膝眼风、膝疡、鼓槌风等。《医书效方》载其"因三阴立损，风、寒、湿邪侵入而致膝肿粗大，形似鹤膝，步履维艰，日久则破溃之证"。《验方新编》云："病在筋则伸不能屈，在骨则移动多艰，久则日粗日肿，大腿日细，痛而无脓，颜

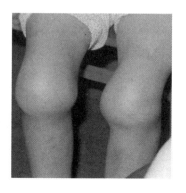

色不变。"《医宗金鉴》云:"此证单生者轻,双生者最重。因循日久,膝肿粗大,上下股胫枯细。由足三阴经虚,风、寒、湿邪乘虚而入为是病也。"

杏林小剂:师父,您是说这种病一般是在肝脾肾虚损的基础上,感受风、寒、湿邪导致的吗?

师父:《素问》云:风、寒、湿三气杂至,合而为痹也。肾主骨,肝主筋,脾主肌肉,肝脾肾亏损,邪气内侵,弊阻经脉,气血不通,不通则痛,久则局部漫肿沉痛,难以转侧。

杏林小方:是不是还有一些怕冷的表现?我听有些人说自己的膝盖就像天气预报一样准,只要开始痛,天气一准变冷或者下雨。

师父:对,患者还有畏寒怕冷,面色苍白,疲乏无力,舌淡苔白润,脉沉细无力等虚寒证的表现。

杏林小剂:师父,平时穿厚一些,或贴一些膏药可以吗?

师父:可以缓解,但不能解决根本问题。邪气已经侵入经络、肌肉、关节、骨骼等,附着于内,非"温阳补血、散寒通经活络",则不易祛除。

杏林小方:师父,有没有合适的方子呢?

师父:清代外科名家王洪绪的《外科证治全生集》卷四中所载阳和汤,可治疗"鹤膝风、贴骨疽及一切阴疽",后世治疗阴证疮疡多用之,是治疗一切阴性疮痈肿毒的祖方。

杏林小剂：阳和汤，是调和阳气的意思吗？

师父：不全是。阳和汤用于治疗阴寒性疾病，犹如离照当空，阴霾自散，化阴凝而布阳气，使筋骨、肌肉、血脉、皮里膜外凝聚之阴邪，皆得尽去，故以阳和名之。

杏林小方：师父，这首方子都有什么药物呢？

师父：首先，需要补阴血，故重用熟地温补营血为主，恐草木无情，力难充足，又以鹿角胶有形精血之属以赞助之。其次，此病既虚且寒，又非平补之性可收速效，故以炮姜、肉桂破阴逐寒，温经通脉。接着，麻黄、白芥子通阳散滞而消痰结，合用能使血气宣通。最后，甘草生用者，解脓毒而调诸药。诸药配合，犹如仲春温暖和煦之阳光，驱散阴霾，普照大地，故以"阳和"名之。

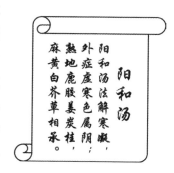

阳和汤

阳和汤法解寒凝，
外症虚寒色属阴；
熟地鹿胶姜炭桂，
麻黄白芥草相承。

杏林小剂：原来如此，师父，我看天气逐渐变冷，痹证亦逐渐高发，不如我们效仿名医李东垣将药方写于路口或者刻于石头，以供有需求之人使用。

师父：如此甚好！

二便不利

燥屎内结腹疼痛——大承气汤

杏林小方：师父，仲景先生的《伤寒论》中记载了好多关于大承气汤的条文，您说大承气汤的"承气"是何意呢？

师父：吴鞠通在《温病条辨》中云："承气者，承胃气也……曰大承气者，合四药而观之，可谓无坚不破，无微不入，故曰大也。"就是承顺胃气之下行，可通肠腑之意。

杏林小方：还有，《伤寒论》提到："胃中必有燥屎五六枚……宜大承气汤下之。"胃中有燥屎，不太好吧。

师父：仲景先生条文中所云"胃"，一般指肠，胃本身里面肯定是没有燥屎的。

杏林小方：那如果是指"胃"，该用什么词语呢？

杏林小剂：我知道，是"心下"。

师父：对，所言"心下"，一般指"胃"。

杏林小方：大承气汤就是用来治疗大便干燥的吗？

师父：大承气汤主治阳明腑实证，就是邪热与肠中的粪便互结，慢慢地粪便变干变燥，大便秘结不通，脘腹痞满胀痛，腹痛拒按，按之坚硬。里热炽盛，严重者还会热扰神明，出现神昏谵语，患者的舌苔黄燥或焦黑燥裂，脉沉实有力。

杏林小剂：大承气汤还可以治疗热性便秘以及便秘严重导致的其他里实热证，对吗？

师父：正确。肠腑不通是最核心的病机，这个时候急需泻下热结。我们可以把人体肠道比作河道，河道中有一艘船，船上装满了燥屎，试想如果这艘装着粪便的小船想要排出体外，也就是到达目的地，需要什么条件呢？

杏林小方：河道要有水，船才
能航行。

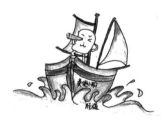

杏林小剂：船航行需要风，才
能保证方向。

师父：很对，有水，也有风，但河道不宽，或者堵着，是不是也不能顺利到达目的地？

杏林小方：是哦，还需要畅通无阻的河道。

师父：那你们想想，满足这三个条件，对应我们中药的功效，都需要什么药呢？

杏林小方：润燥药，增加肠道津液，类似于水。

杏林小剂：理气药，起推动作用，类似于风。

杏林小方：泻下药，有荡涤攻逐作用，类似于清道夫。

师父：特别好。大承气汤中四味药物，其实就是发挥了如上的作用。大黄苦寒通降，泄热通便，荡涤胃肠实热积滞，是为君药；芒硝咸寒润降，泄热通便，软坚润燥，以除燥坚，用为臣药。硝、黄配合，相须为用，泻下热结之功益峻。实热内阻，腑气不行，故佐以厚朴下气除满、枳实行气消痞，合而用之，既能消痞除满，又使胃肠气机通降下行以助泻下通便。四药相合，共奏峻下热结之攻。

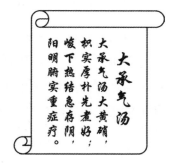

杏林小方：哇，从未想到大承气汤四味药物配合得如此精妙，古人智慧真的是了不起！

师父：对，所以我们要熟读经典，才能领悟其中奥秘。

老年便秘之福音——济川煎

杏林小方：师父，我读《景岳全书》时看到："便闭有不得不通者，凡伤寒杂证等病，但属阳明实热可攻之类，皆宜以热结治法通而去之，若察其元气已虚，既不可泻而下焦胀闭，又通不宜缓者，但用济川煎主之，则无有不达。"意思是便秘属于阳明实热可攻下，但看条文的意思是便秘还有虚性的呢？

师父：对啊，肠腑不通不仅有热结便秘、寒积便秘，还有实性便秘、虚性便秘。虚性便秘又有气虚、血虚、阴虚、阳虚之分。

杏林小剂：师父，知识量太大了，我只想知道这里提到的济川煎是针对哪种便秘呢？

师父：济川煎治疗的是肾阳虚的便秘。

杏林小方：肾阳虚也会导致便秘吗？

师父：对啊，不管是肾阴虚，还是肾阳虚，首先均有肾精亏损，精亏津少，肠失濡润，传导不利，故大便不通；肾虚精亏，故腰膝酸软；清窍失养，则头目眩晕；如果肾虚中是阳气不足，则气化无力，津液不布，故小便清长；舌淡苔白、脉象沉迟亦是肾阳虚的表现。

杏林小剂：那这首方子一定有补肾阳的药物啦。

师父：方子里最重要的药物是肉苁蓉。肉苁蓉味甘咸性温，温肾益精，暖腰润肠。故民间一直流传"宁要苁蓉一筐，不要金玉满床"，肉苁蓉是神农记载的第四味仙草，位列《神农本草经》上品。

杏林小方：哇，师父，我们后山有肉苁蓉吗？我要去挖。

师父：别想美事啦。肉苁蓉生长于荒漠之中，性温，具有补肾阳气的功效，古代医学著作中已有记载，称"此乃平补之剂"。温而不热，补而不峻，暖而不燥，滑而不泄，有从容缓和之貌，故名"苁蓉"。传说肉苁蓉吸尽了大地的精华、万物的灵气，所以被称作"地精"。

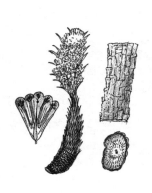

杏林小剂：师父，还有其他什么药物呢？

师父：此外，当归补血润燥，润肠通便；牛膝补益肝肾，壮腰膝，性善下行，辅助肉苁蓉补肾通便。枳壳下气宽肠而助通便；泽泻渗利小便而泄肾浊；妙用升麻以升清阳，清阳升则浊阴降，以助通便之效，以上均佐助增强润肠通便之效。

杏林小方：师父，为啥叫济川煎呢？可以叫补肾通便丸、温阳通便汤之类的啊。

师父：济川煎通过补精血、润肠道发挥作用，蕴藏着"滋润河川以行舟车"的意思。

杏林小方：这样子啊，古人智慧真是了得，虽用词精简，寓意却很丰富。我感觉我可以创制个"增液汤"，增水行舟。

师父：已经有了。

杏林小方：那就叫"舟车丸"，乘着舟或者坐着车就顺流而下了。

师父：同样，也有了。

杏林小方：师父，我想我还是再去查查书吧！

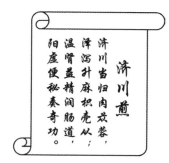

济川煎

济川当归肉苁蓉，
泽泻升麻枳壳从；
温肾益精润肠道，
阳虚便秘奏奇功。

小儿尿床不再羞——缩泉丸

陈小二：大夫，帮我家孩子看看病吧。

杏林小方：咦？孩子呢，不是给孩子看病吗？

陈小二：嘘，不要大声，免得别人听到了。

杏林小剂：哦哦，是不能说的病吗？小孩子还有不能说的病吗？

陈小二：也不是啦，没那么严重。不过，孩子确实不好意思来。

师父：医者仁心，我们有职业道德要求，会保护患者的隐私，放心。

陈小二：这我就放心啦。小小二，快来，让大夫看看。

师父：几岁了？有何不舒服？

陈小二：他八岁了。没啥其他病，主要是尿床，几乎每天晚上都尿床，有时甚至一晚上两次，尿量也挺多的。我想着孩子再这样子下去，会影响生长发育，就带来让您给看看。

师父：除了尿床还有什么其他不适？

陈小二：倒也没听他讲。但是他平时比较怕冷，喜欢安静。

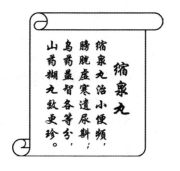

师父：我问问孩子，晚上尿床时有没有做梦？梦里有没有在找茅房？

小小二：没有，睡着睡着，突然醒了，然后发现尿床了。

师父：好的，我知道了。不用担心，我开了方子拿药回家服用就好。

……

杏林小方：师父，您开的什么方子呢？我看只有三味药：天台乌药、益智仁和淮山药。

师父：这首方子叫缩泉丸。

杏林小剂：缩泉丸？是什么意思，和泉水有关系吗？

师父：缩，有减缩收敛之意；泉，原指水泉，这里形容功用如同水泉的膀胱。服用本方，能使肾虚得补，精气益固，寒气温散，遗尿自止，好像泉水缩敛一般，故命名曰缩泉丸。

杏林小方：师父，您的意思是尿床是因为肾虚吗？

师父：肾虚可以导致尿床，但不是所有的尿床都是因为肾虚。有没有注意刚才我问小孩子尿床时有没有做梦？用意是如果做梦找厕所而尿床，一般代表有火；若无梦不自知，一般是因肾虚。再综合患儿神疲怕冷，可辨证为肾气不足，膀胱失约。如薛仁斋言："小便者，乃津液之余也，肾主水，膀胱为津液之府，肾与膀胱俱虚，而冷气乘之，不能拘制，其水出而不禁，谓之遗尿。睡里出者，谓之尿床。"

杏林小剂：缩泉丸里三味药就可以治疗遗尿吗？

师父：方中益智仁温肾纳气，暖脾摄津，固涩缩尿。《本草经疏》云："益智子仁，以其敛摄，故治遗精虚漏，及小便余沥，此皆肾气不固之证也。"乌药产于长江以南地区，以浙江天台最佳，能温散下焦虚冷，以助膀胱气化，固涩小便，《本草从新》载乌药辛温香窜，上入脾肺，下通膀胱与肾；《本草新编》谓其"诸冷能除，缩小便……"山药健脾补肾而涩精气。三药合用，温而不燥，除下元虚冷，则肾气复而膀胱约束有权，遗尿可愈。

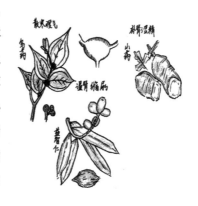

杏林小方：小剂，你小时候有服用缩泉丸吗？

杏林小剂：怎么可能，我这么强壮。

尿频尿急尿不尽——八正散

师父：小方、小剂，你们在干什么？

杏林小方：师父，我们在拔草，您看这药园边长了很多杂草，我和小剂打算清理一下。

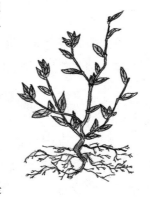

师父：快快住手吧，再晚一会儿，你们俩就把我的中药拔完了。

杏林小剂：师父，这不是杂草吗？

师父：它虽然长得不起眼，但却是中药萹蓄。

杏林小方：萹蓄？这是什么药呢？之前学习时没见过啊。

师父：《神农本草经》记载：萹蓄，味辛平。主浸淫，疥搔疽痔，杀三虫。

杏林小剂：萹蓄的功效主要是杀虫吗？杀什么虫呢？

师父：《本草经集注》中记载："萹蓄处处有，布地生，花节间白，叶细绿，人亦呼为蓄竹。煮汁与小儿饮，治蛔虫有验。"到宋代，人们对萹蓄功效的认识已经扩大了，如《太平惠民和剂局方》收录的八正散，是以萹蓄清热利水作为主药的方子。明代《滇南本草》云：萹蓄，利小便，治五淋白浊，热淋。《本草纲目》云：萹蓄，治霍乱，利小便。可见后世对萹蓄功效的认识已经集中在利水通淋方面了。

杏林小方：师父，八正散是什么意思呢？我还是对方子比较感兴趣。

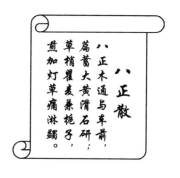

八正散

八正木通与车前，
萹蓄大黄滑石研；
草梢瞿麦栀子，
煎加灯草痛淋蠲。

师父：方名八正者，八有八味药组成；正有正之，正其邪之意，邪去则正安。意思是八味药能将邪气从小便利走，那么身体正气就安稳了。

杏林小剂：师父，八正散是治疗小便不利的方子吗？

师父：对，八正散主为祛湿剂，具有清热泻火，利水通淋之功效，主治湿热淋证。

杏林小方：师父，淋证是什么呢？

师父：淋证是指以小便频数、淋漓涩痛、小腹拘急引痛为主症的疾病。根据病因和症状特点可分为热淋、血淋、石淋、气淋、膏淋、劳淋六证。基本病机为湿热蕴结下焦，肾与膀胱气化不利。八正散治疗的淋证就是热淋，也叫湿热淋。

杏林小剂：师父，那我知道了，就是广告词说的"尿频、尿急、尿不尽"！

师父：差不多。是湿热下注膀胱，壅遏气机，水道不利出现尿频尿急、尿时涩痛、淋漓不畅，甚则癃闭不通，小腹急满，舌苔黄腻，脉滑数的症状。

杏林小方：师父，八正散除了萹蓄还有其他什么药物呢？

师父：方中萹蓄、瞿麦苦寒，善清利膀胱湿热，引湿热下行，为君药。滑石、木通、车前子均能清热利尿，通淋利窍，为臣药。栀子通泻三焦之火，大黄通腑泄热，使湿热之邪从二便分消，为佐药。甘草调和诸药，缓急止痛；加少量灯心草导热下行，为使药。该方集大队寒凉降泄之品，泻火与利湿合法，利尿与通腑并行，既可直入膀胱清利而除邪，又兼通利大肠导浊以分消，务使湿热之邪尽从二便而去，是很好的利尿通淋的方子。

杏林小剂：师父，我们把您种的萹蓄都拔掉了，怎么办呢？

师父：不用担心，萹蓄虽是中药，但具有杂草的特性，其种子的繁殖力很强，一会儿把种子撒在边上，很快就长起来了。曾有报道说，在距今两千年的两具保存完好的尸体胃中发现了很多杂草的种子，其中就有萹蓄。萹蓄种子个小且数量并不算多，但是这种植物的根系构造独特，整个根部都是繁茂的卷须，如网般交织，很难从土中拔出。有人推断估计当时的人们把萹蓄作为吉祥之物，怀着敬意采摘，作为祭品吃下有着这些种子的食物，用以祭祀。

杏林小方：这些萹蓄不是尸体胃里的种子繁殖的吧。

杏林小剂：你猜，哈哈。

外科止痒第一方——消风散

杏林小方：小剂，你胳膊上是什么呢？

杏林小剂：小方，又吓我，什么也没有啊。

杏林小方：有的，你看，一片一片的，淡粉色的，你没感觉到痒吗？

杏林小剂：你这样说，倒是真的，这几天断断续续地有些痒，我就忍不住抓，可能是抓完皮肤出血，变红了吧。

杏林小方：皮肤病好麻烦的，赶紧去找师父看看吧。

杏林小剂：师父，师父，你看我手臂上这是什么呢？

师父：最近吃什么刺激性食物了吗？痒吗？痛吗？有掉皮屑吗？

杏林小剂：师父，应该是我吃了很多小龙虾导致的，偶尔有一点痒，抓完之后有皮屑。记得开始就一点点，现在好像变大了。

师父：那这是风热疮。

杏林小方：师父，听起来很可怕，是病毒吗？

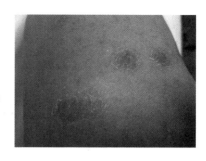

师父：风热疮也叫风癣，是一种斑疹色红如玫瑰，边缘隆起，中心平坦，覆盖有皮糠状鳞屑的皮肤病。这个病有自限性，没那么严重。因风湿或风热之邪侵袭人体，加之体内湿热蕴结，邪气浸淫血脉，内不得疏泄，外不得透达，郁于肌肤腠理之间所致，故见皮肤瘙痒不绝、疹出色红，或抓破后津水流溢等。

杏林小剂：师父，该怎治疗呢？都说"外科不治癣"，是治起来很麻烦吗？

师父：《外科正宗》曾云："风癣如云朵，皮肤娇嫩，抓之则起白屑……消风散主之。"

杏林小方：师父，您的意思是用消风散吗？

师父：是的。消风散以荆芥、防风、牛蒡子、蝉蜕之辛散透达，疏风散邪，使风去则痒止，共为君药。配伍苍术祛风燥湿，苦参清热燥湿，木通渗利湿热，是为湿邪而设；石膏、知母清热泻火，是为热邪而用，以上俱为臣药。然风热内郁，易耗伤阴血；湿热浸淫，易瘀阻血脉，故以当归、生地黄、胡麻仁养血活血，并寓"治风先治血，血行风自灭"之意为佐。

甘草清热解毒，和中调药，为佐使。本方以祛风为主，配伍祛湿、清热、养血之品，祛邪之中，兼顾扶正，使风邪得散、湿热得清、血脉调和，则痒止疹消，为治疗风疹、湿疹之良方。

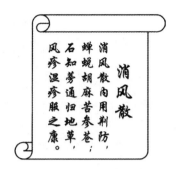

消风散

消风散内用荆防，
蝉蜕胡麻苦参苍；
石知牛蒡通归地草，
风疹湿疹服之康。

杏林小剂：师父，我看方子里有蝉蜕，我昨天捡的可以用吗?

师父：可以的，蝉蜕就是蝉的幼虫在变为成虫时蜕下的壳，是一味广泛应用的不可多得的良药。中医学认为，蝉蜕性味甘咸、凉，归肺、肝经，可散风热，治外感风热、风疹瘙痒等各种疾病。《本草纲目》云：蝉蜕治皮肤风热，痘疹作痒等。

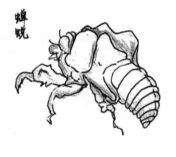

蝉蜕

杏林小方：小剂，你等着，我现在就去后山给你捡蝉蜕，回来给你煮药。

杏林小剂：这……

头面疱疹炎症消——普济消毒饮

师父：小方，知道李东垣吗？

杏林小方：师父，当然知道啦，李东垣是金元四大家之一，十分强调补脾胃的重要作用，被称作"补土派"，著名的补中益气汤就是他创制的。

师父：嗯，不错。但李东垣的建树并不都是在脾胃这一块，他还有一首名方拯救了当时的黎民百姓。

杏林小剂：李东垣先生真了不起。我以为他就是专注于补脾胃的。师父，是什么方子呢？

师父：这首方子叫"普济消毒饮"，载于其弟子罗天益整理的《东垣试效方》。从名字上就可以看出，立方之意就在于"解除毒患，普救众生于苦难之中"。

杏林小方：师父，到底是什么病呢？这么严重。

师父：下面的故事就讲述了当年的情景。

泰和二年，李东垣正在济源当税官。这一年四月，暴发了瘟疫，患者一开始跟感冒差不多，但是接下来就出现嗓子肿，话说不出来，头部肿大如斗的症状。开始时，大家都没当回事。有人病死了，他人看望，回来也肿了，不久也死了。这种怪病叫大头天行，大头瘟。"俗云：大头天行，亲戚不相访问，如染之，多不救。"当时许多亲戚不相见面，关门不出屋，就是因为传染上了就救不过来了。该病之前很少见，很多医生很茫然。有人说，干脆去找李东垣，听说他学过医，医术很高。

于是去请，李东垣看到这么多人死去很是着急，思绪也乱。经过他"废寝忘食，循流讨源，察标求本"后，想起了当时易水河边张元素老师说过要考虑自然与人体的对应关系。遂而分析：人上半身与天气对应，下半身与大地对应，头部肿大是因为邪气停留在心肺间，用泻下药导致邪气进肠胃里，诛伐无过，所以会越治越重。

这时应该把药集中于人的心肺间，把热毒向上发散。于是他开方子，让人买了药，拿五钱熬水，再做丸含着，结果很多人服用完就痊愈了。

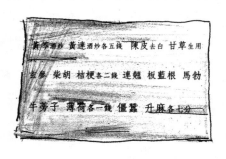

于是，李东垣就让大家把这个方子刻在路口、木头上，让四方百姓抄去，遇到瘟疫热毒，大家都可以用此方治疗。取名"普济消毒饮"，就是想普济众生，救助百姓之意。

杏林小剂：那普济消毒饮中用的什么药物这么厉害呢？

师父：重用黄连、黄芩清泄上焦热毒，且用酒炒，使其性升，以增清上之功，为君药。牛蒡子、连翘、薄荷、僵蚕疏散头面和肌表的风热，为臣药。玄参、马勃、板蓝根清热解毒，玄参养阴以防伤阴；桔梗、甘草清利咽喉；陈皮理气，疏散壅滞，以散邪消肿，共为佐药。升麻、柴胡疏散风热，引诸药上达头面，寓"火郁发之"之意，确保药效能够精准到达病位，共为使药。

杏林小方：师父，这首方子里的升麻用意是否和清胃散里的升麻一样呢？相当于往外发散头面部的热邪？

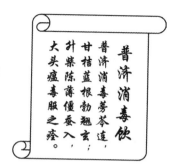

师父：是的，不错，举一反三，触类旁通。

杏林小剂：师父，我发现这首方子药物虽多，但配伍合理，升降共用。不过，现在大头瘟并不常见了，那这首方子不就浪费了吗？

师父：当然没有，像很多外感病毒后的颜面丹毒、急性扁桃体炎、带状疱疹、急性淋巴结炎等属风热毒邪为患的，均为此方治疗范围。我们学习普济消毒饮，不仅要学习李东垣先生精湛的组方配伍医术，还要学习李东垣先生医者仁心的医德，才能担得起治病救人的责任。

杏林小方、杏林小剂：谨遵师父教诲！

五朵野花来祛痘——五味消毒饮

杏林小方：师父，后山的花都开了，青草也长出来了，我采了一些放在您的书桌前，花香四溢，草香弥漫，沁人心脾，缓解疲劳。

师父：小方有心啦，让我看看你都采了些什么。

杏林小方：有金银花、野菊花、蒲公英，还有……不认识呀。

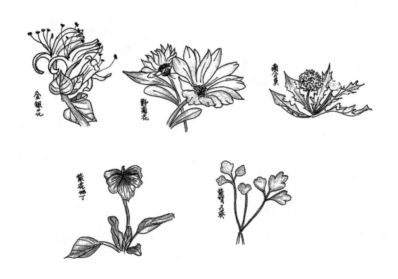

杏林小剂：师父，您白夸她了，自己采的药都不认识，哈哈。

杏林小方：小剂，那你说这两种是什么，一个是紫色的花，一个是紫色的叶。

杏林小剂：哈哈，这个难不倒我，开花的是紫花地丁，另外一个是紫背天葵草。

师父：在民间，紫花地丁与蒲公英还被称作为天丁地丁，因其都有清热解毒的功效，所以常被称为"二丁"。古人上火了就会到田地里挖紫花地丁和蒲公英等植物，一起泡水喝，不但经济实惠，效果还很好。

杏林小方：小剂，我感觉你比较适合"二丁茶"，你看你眼睛瞪得像铜铃，肯定是上火了。

师父：小剂最近忙于学习有些上火，确实比较适合"二丁茶"，但另外一首方子更适合。

杏林小剂：师父都看出来我上火啦，那我该服用什么药呢？

师父：你要感谢小方了，因为她已经把药都给你准备好啦。

杏林小剂：啊？师父，你没说错吧？就她手里那束花花草草吗？

师父：小方手里的"花花草草"其实是金银花、野菊花、蒲公英、紫花地丁、紫背天葵草，这五种植物组成了一首名方"五味消毒饮"。

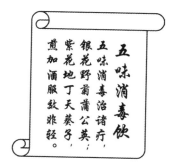

五味消毒饮

五味消毒治诸疔，
银花野菊蒲公英；
紫花地丁天葵子，
煎加酒服效非轻。

杏林小剂：师父，为什么我需要服用五味消毒饮呢？

师父：你没发现你额头长了密密麻麻的面疮吗？这是火热毒邪蕴结肌肤所致的。

杏林小剂：嘿嘿，师父，我也正苦恼呢，我是到青春期了吗？这个面疮好像钉子钉进皮肤一样，还有些痛。

师父：《医宗金鉴》云："疗者，如丁钉之状，其形小，其根深，随处可生。"这属于疔疮，需要清热解毒，消散疔疮。

杏林小方：师父，五味消毒饮是可以消散疔疮肿毒的吗？

师父：对，金银花、野菊花，清热解毒散结，金银花入肺胃，可解中上焦之热毒，野菊花入肝经，专清肝胆之火，二药相配，善清气分热结；蒲公英、紫花地丁均具清热解毒之功，为痈疮疔毒之要药；蒲公英兼能利水通淋，泻下焦之湿热，与紫花地丁相配，善清血分之热结；紫背天葵草能入三焦，善除三焦之火。

杏林小剂：师父，五味消毒饮这么好用，也是医圣的方子吗？

师父：不要小瞧这个简单的方子啊，本方出自乾隆时期"太医院的教科书"——《医宗金鉴》，其总修官由"清初三大名医"之一吴谦和"京中第一好医官"刘裕铎担任，历经三年，于1742年完成的，并且"医宗金鉴"的书名是由乾隆皇帝亲自命名。

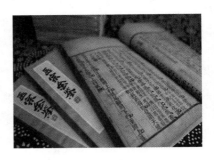

杏林小方：师父，我发现咱们的中医药好神奇，花花草草就能治病。

师父：中医药有着悠久的历史和良好的功效，是几千年积累下来的智慧，所以，你们要好好学习，传承历史，发扬光大！

杏林小方、杏林小剂：谨遵师父教诲。

凉血解毒头屑无——犀角地黄汤

杏林小方：小剂，你肩膀上有东西！

杏林小剂：没有啊。

杏林小方：白色的，好像是纸屑。我看看，不是，是头皮屑啊，师父您也看到了吧？

杏林小剂：我知道是头皮屑。每年一到春天，天气暖和且气候干燥的时候，我一抓头皮就开始掉头皮屑。

师父：头皮屑不是大病，但确实影响形象。《黄帝内经》云："有诸于内，必形于外。"《丹溪心法》亦提出："有诸内者形诸外。"意思是，人的身体内有了毛病，一定会在身体表面显现出来。所以，还是需要治疗的。

杏林小剂：师父，您看看，我头发并不是经常出油，反而有些干燥。平时一般不痒，偶尔有一点。但就是梳头时会有一片一片的白屑脱落，有时是大片，有时是小碎屑。

师父：平时身体对寒或热敏感吗？

杏林小剂：师父，我一般不怕冷，并且经常手脚心是热的，我感觉我有些血热。您看我舌头，深红色，且经常口干。

师父：嗯，脉象有些细数。据你描述，综合分析，应该是风热血燥证。

杏林小方：师父，头皮屑属于皮肤病吗？古代医学史上有记载吗？

师父：头皮也是皮肤，属于皮肤类的疾病。头皮屑属于中医的白屑风病，是以头皮白屑脱落为主的一种病症。《外科正宗》卷四云："白屑风多生于头、面、耳、项发中，初起微痒，久则渐生白屑，叠叠飞起，脱之又生，此皆起于热体当风，风热所化。"

杏林小剂：师父，有合适的药方吗？

师父：可以用犀角地黄汤，一首专门清热凉血的方子。

杏林小方：犀角？师父，哪里能找到犀角呢？

师父：犀牛是国家保护动物，现在一般不用犀角，多用水牛角代替，性味咸寒，直入血分，凉血解毒。但用量需稍微大一些，才能起到和犀角一样的作用。

杏林小剂：师父，地黄是生地黄还是熟地黄呢？

师父：当然是生地黄了，生地黄甘寒，

滋阴凉血，助水牛角清热凉血，还可补充阴血。

杏林小方：师父，还有其他药吗？

师父：还有赤芍和牡丹皮，清
热凉血，又兼活血化瘀，防止抓挠
后出血留瘀。另外，针对头皮特殊
的部位，本次还可加墨旱莲、侧柏
叶凉血，何首乌养发乌发。

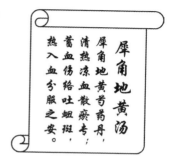

犀角地黄汤
犀角地黄芍药丹，
清热凉血散瘀专；
蓄血伤给吐衄斑，
热入血分服之安。

杏林小剂：师父，内服中药的
作用能到达头皮部位吗？

师父：这个不用担心，中医治病讲究整体观。当然，为
了更好更快地发挥作用，中医外治法也是很好的治疗方法。因
此，此方是内服外用一起的。记住，每次晚上喝完汤药后剩余
一些，用纱布蘸取适量涂抹于头皮处，第二天早晨再洗去。这
样，内外同治，表里兼顾，效果会更好、更快。

杏林小方：师父，我也要服用本方。

师父：你也有头皮屑？

杏林小方：没有，但我听您说何首乌可乌发，嘿嘿。

师父：辨证论治，要因人而宜的。

气血亏虚

益气健脾第一方——四君子汤

杏林小方："子曰：君子周而不比，小人比而不周……君子怀德，小人怀土……君子坦荡荡，小人长戚戚……君子成人之美，不成人之恶……君子泰而不骄……"

杏林小剂：小方，你在读啥呢？

杏林小方：我在读《论语》啊，我发现古人对君子很是看重，很推崇的。小剂，你是君子吗？

杏林小剂：我当然是君子了，我坦荡荡，没有长戚戚。

杏林小方：小剂，你是坦荡荡地脸皮厚。

杏林小剂：哼，别说我。我问你，你知道四君子吗？

杏林小方：四君子是谁？梅兰竹菊？还是哪个朝代的四位名人？我只知道变法的六君子。

杏林小剂：哈哈，不知道了吧。昨天师父说咱们今天学习四君子汤，是一首方子。

杏林小方：又卖关子，不问你了，我去找师父学习去。

师父：小方，小剂，我们今天学习一首很著名的方子——四君子汤。

杏林小方：师父，四君子汤是四个人创制的吗？不然为何叫四君子？

师父：非也，四君子汤最早见于宋代《太平惠民和剂局方》，是从《伤寒论》中的"理中丸"化裁而得，去掉了理中丸中秉性燥烈的干姜，换成性质平和的茯苓，从而功效由驱除大寒变成温中补气。

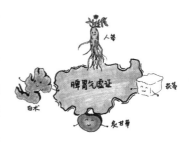

杏林小剂：那我知道四君子汤的组成了，前面我们学习了理中丸，四君子汤就是指人参、白术、茯苓和甘草组成的方子。

师父：是的。四君子汤最擅长做的一件事便是补气，后来许多补气方都是在其基础上加味，所以称得上补气药里的鼻祖，配得上"补气第一方"的名号。如果有面色发黄，气短乏力，说话声低，脾虚气

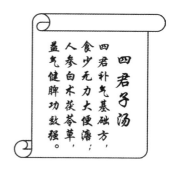

四君子汤

四君补气基础方，
食少无力大便溏；
人参白术茯苓草，
益气健脾功效强。

弱、不爱动等现象，就是典型的脾胃气虚证。这时候最需要四君子汤了，方中党参为君药，甘温益气，健脾养胃。臣药是白术，健脾燥湿，加强益气助运之力。佐以甘淡茯苓，健脾渗湿，苓术相配，则健脾祛湿之功益著。使药是炙甘草，益气和中，调和诸药。四药配伍，便能起益气健脾之功。关于四君子汤，还有个传说。

在宋朝，有一陈姓大户人家，养了四个儿子。为了把儿子培养成人，父亲每天都辛苦劳作，身体日渐消瘦。街坊邻居见状，常对他的四个儿子说："虽然你们家业雄厚，可惜你们的父亲辛辛苦苦一辈子，自己却无福享受。"听完，陈家的四个儿子都觉得愧对父亲。恰逢宋太医局的官员正在民间收集药方，陈家四个儿子便不惜花重金在太医局买到一本《太医局方》，并依照这些药方给父亲抓药服用调理身体，却不见效果。

有一天，他们碰上太医局的一个官员，官员告诉他们："这些药方都来自民间，你们要亲自去民间找寻，可能对你们父亲的病症才有效。"于是，陈家四个儿子带上盘缠，东西南北各走一方去为父亲寻药。

大儿子去了东北方。由于路途遥远，一路走来脚软手弱，最终晕倒在一棵大树下。等他醒来，见一个白胡子老爷爷正端着一碗热腾腾的汤喂他喝，喝完汤他感觉浑身是劲。大儿子向老者讲述了自己的来历，老者见他懂得感恩，便告诉他刚才喝的是参汤，并给了他一些人参，叫他拿回去给父亲食用。

二儿子去了江南。由于南方地区湿气重，一路行来，他发现尽管自己很饿，却吃不下饭。西湖边，二儿子见一老者在钓鱼，可是每次钓上来老者都放掉，二儿子感觉奇怪，便上前询问。老者告诉他，他要钓的是鲫鱼，由于年龄大，脾胃不好，用鲫鱼熬当地产的白术就能吃下饭。二儿子大喜，赶紧在当地买了很多白术往家赶。

三儿子去了云南。见当地人常用从树上割下的菌熬汤炖肉和煮粥吃。当地人告诉他，那是茯苓，吃了能让人睡好觉，全身轻松。三儿子想到父亲经常走路脚如灌铅，兼每晚失眠，便带上这些土特产回家了。

四儿子去了新疆。走了很远的路，十分口渴，路人见他行路远无水喝，就给他一根甘草，告诉他口渴了就放在嘴里嚼，那样就不会渴了。于是，四儿子也背了一袋甘草回家。

到家后，四个儿子把各自找回来的药放在一起，熬水给父亲喝。父亲喝了四个儿子带回的药材后，感觉精神倍增，儿子大喜。经过一个月的调养，父亲的身体很快就康复了。街坊邻居都夸赞陈家四个儿子，并把这四味药称为四君子汤。

杏林小方：师父，为什么叫四君子呢？和君子有关系吗？

师父：方中四味药，药性平和，不寒不燥，补性平和，品性中正，不偏不倚，犹如君子之宽厚和平之性；另外，这四味中药专入脾胃，健脾益气，脾气健则运化有力，气血生化有源，亦可濡养其他脏腑，犹如君子成人之美德，故名为四君子汤。

杏林小方：小剂，你是君子吗？

杏林小剂：我刚才就说了，当然是啊。

杏林小方：我也认为你是，所以，一会儿打扫卫生就交给君子啦，你要有助人为乐的美德哦。

杏林小剂：你赢了。

补血调经第一方——四物汤

杏林小方："春天不是读书天，夏日炎炎正好眠；秋有蚊虫冬有雪，收拾书本好过年"。

杏林小剂：小方，你又读一些什么歪门邪道的诗呢？春天才是读书天！再说，刚到春天你就想着过大年了？

杏林小方：非也非也，我只是在感慨时光飞逝，岁月如梭，一年春夏秋冬过得好快。你看，我都变老了。

杏林小剂：小方，你也有容貌焦虑吗？我给你推荐一个美容养颜的好方子吧。

杏林小方：咦？竟然有中药可以美容养颜，我怎么不知道？

杏林小剂：告诉你哦，四物汤，美容第一品汤。

杏林小方：我才不信你，我去问师父……师父，四物汤是什么方子呢？小剂说它是美容养颜第一方。

师父：四物汤确实可以美容养颜，但它主要是通过补血的作用，使人面色红润。《素问》言：人之所有者，血与气耳。气血足才是生命的根本，自然也就衰老得慢了。

杏林小方：四物汤是哪位医家创制的呢？一定是位爱美的女大夫。

师父：你还是想错啦。四物汤最早记载于一千多年前唐代的蔺道人著的《仙授理伤续断秘方》，最初是用来治疗跌打损伤的药方。真正意义上的四物汤，到晚唐才出现，正式被官方记录并推广的是在北宋医典《太平惠民和剂局方》之中，有了官方的推广，四物汤才渐渐作为补血和调经的第一方被采用。

杏林小方：那四物汤里都有什么药物呢？师父。

师父：四物汤是由四味中药所组成的，分别是熟地黄、当归、川芎和白芍，方中熟地黄性味甘微温，归肝、肾经，能补血滋阴、益精填髓。当归性味辛甘温，归肝、心、脾经，能活血止痛、补血调经。川芎性味辛温，归肝、胆、心包经，为血中气药，有行气活血、止痛、镇定安神的功效。白芍性味苦酸甘微寒，归肝、脾经，有养血调经、缓急止痛的作用。四味药物配伍，补血活血，动静相伍，补调结合，补血而不滞血，行血而不伤血。

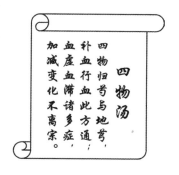

四物归芎与地芍，
补血行血此方通；
血虚血滞诸多症，
加减变化不离宗。

四物汤

　　杏林小方：师父，我们学的四君子汤包含了君子的各种美德，那四物汤呢？就是指四味药物吗？

　　师父：这个问题问得好，看来小方开始思考，学会举一反三了。四物汤不仅简单的指四味药物，其实它的意思蕴含在了你刚才读的诗中。

　　杏林小方：啊？师父，您听到了啊。我那是瞎感慨，再说，那首诗是在说四季，四物汤和四季有关系吗？

　　师父：是的，四物的意思蕴含了在四季化生万物。比如，川芎主入肝经，肝对应的是春天，春天是万物初生的季节。当归，补血第一药，心主血脉，心对应的是夏天，夏天是万物成长的季节。白芍酸敛，对应的是秋季，秋天是收获的季节。熟地黄色黑入肾，对应的是冬季，所谓的"冬藏"就是它。春夏秋冬，四季轮转，万物生生不息，维持自然界和人类生存的秩序。

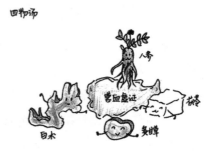

　　杏林小剂：噢，原来四物汤还蕴含着这么深刻的哲学道理呢。

　　杏林小方：小剂，我说吧，我还是问师父比较靠谱。我决定赶紧去熬制四物汤，补血美容养颜去。

　　杏林小剂：女人啊。

润肺养颜宫廷方——琼玉膏

杏林小方：师父，最近天气好干燥，嗓子总是干干的，容易咳嗽，皮肤也干，不舒服。

师父：立秋之后，天气渐凉，气候干燥，很容易出现口干、口渴、皮肤缺水、干咳等。今天师父教你们熬制一款膏方，不仅滋阴润燥，还可美容养颜。

杏林小方：美容养颜？师父，什么膏方呢？

杏林小剂：什么时候背书这么积极？

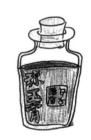

师父：此方名为琼玉膏。

杏林小方：哇，听着就感觉是美容养颜的。

师父：琼玉膏最早记载于南宋洪遵的《洪氏集验方》，书中称方"引申铁瓮方"。方中用高丽参二十四两，生地黄汁十六斤，茯苓四十九斤，白蜜十斤。先以地黄汁同蜜熬沸，入参、苓（各为末），和匀成膏。每服一二匙，早晨温酒或白开水化服。既能养阴润肺，调补脾胃，又能治虚劳干咳，咽燥咯血。

杏林小剂：哦，琼玉膏是用来润肺止咳的吗？

师父：最初是，其后，金元时期的王好古亦收此方于其著作《医垒元戎》中，对此方的应用有所化裁，扩大了其在养生方面的应用。王好古在该书中亦称其为"铁瓮先生方"，在药物用量上，王氏加大了生地黄的比例。王氏称此膏："填精补髓，发白变黑，返老还童，行如飞羽。日进数服，终日不识不食，通心强志，日诵万言，神识高迈，夜无梦寐。"

杏林小方：这，这不是要成仙？长生不老？

师父：当然是夸大了作用，但经过化裁后确实提升了益气养阴的功效。明永乐年间，明成祖朱棣为了长葆青春，降旨太医院拟定服食驻颜专方，御医们经过集体讨论，决定在琼玉膏方中加入枸杞、天冬、麦冬三味药，然后调制成膏，献给皇帝，永乐皇帝服食后，效果十分显著，于是给该方赐予了"益寿永贞"的美名。

杏林小剂：琼玉膏竟然也是宫廷御方呢！

师父：明代李时珍在《本草纲目》中亦记载了此方，称此方乃"铁瓮城申先生方也"。书中记载的该方仍是以地黄汁、人参、茯苓三味药为主，配以白蜜，并称此方常服可"开心益智，发白返黑，齿落更生，辟谷延年，治劳嗽唾血"。

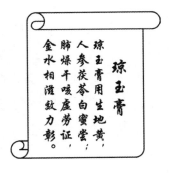

琼玉膏

琼玉膏用生地黄，
人参茯苓白蜜尝；
肺燥干咳虚劳证，
金水相滋致力彰。

杏林小方：我还是相信李时珍爷爷，比较有说服力。

师父：纵观琼玉膏近千年的历史，总的来说，此方一般有两种用途，一是用于治疗虚劳喘嗽，二是用于延寿驻颜。琼玉膏中生地黄滋阴壮水，白蜜养肺润燥，佐以人参、茯苓补脾益气，茯苓又能化痰。诸药相合，共奏滋阴润肺、益气补脾之功。所以我们在秋季服用此膏，润肺养颜两不误！

杏林小方：师父真厉害。

师父：你们还需要好好学习，医者不仅医术要高，也要有智慧，要去伪存真，对药效不夸大，不贬低，才是对自己负责，对患者负责。

补益气血容颜好——人参养荣丸

杏林小方：唉！

杏林小剂：小方，你在那凄凄切切，唉声叹气一个时辰了，怎么跟林黛玉似的。

杏林小方：你懂什么啊，我在看《红楼梦》，想着林妹妹的身体那么娇弱，可惜了一身才华和美貌，要是有个师父这样子医术高明的大夫，她肯定不会早年就香消玉殒了。

杏林小剂：小方，你可真是怜香惜玉啊。你是看书看了个寂寞吗？没发现林妹妹一直在服用各种各样的药物吗？

杏林小方：我当然看到了，书中多次描写，连贾府里的丫鬟都懂些医理。我就是感觉为何上天那么不公，让林黛玉在贾府中身心俱疲，可惜了啊。

杏林小剂：别沉浸在小说里了。既然读了《红楼梦》，我考你个专业知识。

杏林小方：随便考啊，谁怕谁！

杏林小剂：知道人参养荣丸吗？

杏林小方：哈哈，这次你算问对啦，听我细细道来。

林黛玉诞生在姑苏一个列侯世禄、书香之族的官宦世家里，父亲为巡盐御史林如海，母亲为金陵"四大家族"千金小姐贾敏。但是黛玉自幼体弱，"从会吃饭时便吃药"，三岁时癞头和尚要化她出家，其父母不从，寻遍名医，终以服用"人参养荣丸"，使黛玉生命奇迹得以焕发。《红楼梦》第三回，黛玉初进荣国府，众人见她"身体面庞怯弱不胜"，便知她有"不足之症"。因问："常服何药？如何不急为疗治？"黛玉对众人道："我自来是如此，从会吃饮食时便吃药，到今日未断，请了多少名医修方配药，皆不见效……如今还是吃人参养荣丸。"人参养荣丸是《红楼梦》中出现的第一个中药。怎么样？我说得可对？

杏林小剂：赞，一日不见，让我对你刮目相看。那你知道人参养荣丸里有什么药物吗？

杏林小方：人参养荣丸包括人参、白术、茯苓、甘草，即"补气第一方"四君子汤；熟地黄、当归、白芍，即"补血第一方"四物汤去川芎加陈皮；还有黄芪、肉桂补气，远志、五味子养心神，敛心气。总的来说，该方补益气血，心脾同补，还可以美容养颜。

杏林小剂：你是三句不离本行啊。

杏林小方：据我理解啊，在自然界和人的身体上，五行之气中的木火之气，由内向外有荣发之意，所以叫作荣。身体靠什么去"荣卫"呢，靠的是气血。所以说"荣卫"就是气血的机能。当然"人参养荣丸"中的荣就是养人的气色，也就是容（荣）光焕发的意思。

杏林小剂：我感觉你身体壮实，走路生风，人参养荣丸还是不太适合，你适合龙胆泻肝汤，因为你最近肝火大。

杏林小方：……

人参养荣丸

人参养荣本十全，
去芎陈志五味添；
食少神衰心气怯，
养荣益气援能填。

夏季中暑

菜园子的防暑方——清络饮

杏林小方：小剂，你在干什么？你怎么把西瓜瓤都抠出来，是打算自己都吃了吗？这么多你吃得完吗？

杏林小剂：小方，你眼睛里只有吃的，我要的并不是西瓜瓤，你没发现我把瓜瓤都放盆里了吗？我要的是西瓜皮。

杏林小方：西瓜皮？你要啃西瓜皮吗？

杏林小剂：这么热的天，为了预防中暑，我可以考虑吃西瓜皮哦。

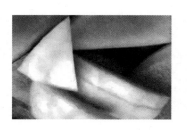

杏林小方：小剂，你是中暑发热糊涂了吗？

杏林小剂：哈哈，实话告诉你吧。师父让我收集预防中暑的药材，要熬制防暑汤免费发放给过路村民。

杏林小方：西瓜皮也是药材吗？

杏林小剂：当然啦。西瓜皮药用名字西瓜翠衣,《要药分剂》云：能解皮肤间热,《本草再新》云：能化热除烦,《随息居饮食谱》云：可凉惊涤暑,《饮片新参》云：可清透暑热,养胃津。总的来说就是可清暑解热,生津止渴,利小便。

杏林小方：哇，小小的西瓜皮竟然是祛暑良药。还有其他药物吗？我要和你一起收集。

杏林小剂：那我们去菜园子吧。

清络饮

杏林小方：菜园子有解暑药？

杏林小剂：我们需要新鲜扁豆的花和丝瓜的皮。

杏林小方：这么讲究。

杏林小剂：《本草便读》云："扁豆花赤者入血分而宣瘀，白者入气分而行气，凡花皆散，故可清暑散邪，以治夏月泄痢等证。"就是说可以防暑防泄。师父说，丝瓜皮可清肺络、解暑热。

杏林小方：接下来再去哪里呢？

杏林小剂：去荷花池。

杏林小方：赏花吗？这么热，我可没心情。

　　杏林小剂：去采摘鲜荷叶边，师父说，荷叶边用鲜者，取其祛暑清热之中而又疏散之意。

　　杏林小方：接下来，你说去哪里我都不会感觉到奇怪了。

　　杏林小剂：我们再去后院采摘鲜金银花和鲜竹叶心吧。鲜金银花辛凉芳香，为气分要药，长于清热解毒；竹叶心长于清心除烦，生津利尿。

　　杏林小方：小剂，我们收集全了吗？再继续下去，防暑汤还没熬制我就先中暑了。

　　杏林小剂：全啦，赶紧回去熬汤。

　　杏林小方：师父，这是您自创的防暑汤吗？每一味药都是新鲜的，并且用药部位也有要求。

　　师父：你们收集的鲜荷叶边、鲜金银花、西瓜翠衣、鲜扁豆花、丝瓜皮和鲜竹叶心，组成一首方子叫"清络饮"，其实是清代温病大家吴鞠通创制的，收录在《温病条辨》中，可以预防中暑，亦可治疗暑邪伤肺之轻症，如身热口渴不甚，但头目不清，昏眩微胀等。

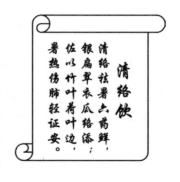

清络饮

清络祛暑六药鲜，
银扁翠衣瓜络添；
佐以竹叶菁叶边，
暑热伤肺轻证安。

　　杏林小方：不行了，师父，我感觉我真的中暑了，需要一碗防暑汤！

西方白虎来退热——白虎汤

杏林小剂：师父，师父，隔壁陈小二发高热，热得都有点迷糊了，您快去看看吧。

师父：快走。

四诊后……

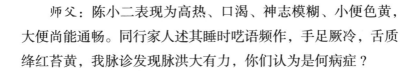

师父：小方、小剂，师父要考考你们了。

杏林小方：师父，又考我们啊？

师父：陈小二表现为高热、口渴、神志模糊、小便色黄，大便尚能通畅。同行家人述其睡时吃语频作，手足厥冷，舌质绛红苔黄，我脉诊发现脉洪大有力，你们认为是何病症？

杏林小方：学生认为，此属"热厥"，且有内传心包之势，治当用辛寒重剂，急清邪热，少佐芳香开窍，以杜邪气逆传心包。

师父：没错，热厥即因受邪热，阻碍阳气流通，而使手足逆冷的病。其证四肢厥逆，身热面赤，唇燥大渴，口干舌苦，目闭或不闭，小便赤涩短少，大便燥结，不省人事。热厥所表现的主要症状的差异决定所使用的方剂不同，你们认为陈小二应该如何治疗呢？

杏林小剂：学生认为应该使用大承气汤。大承气汤的主治之一就是热厥病症，而陈小二高热伤津、小便色黄、舌红苔黄，此为实热积滞，所以我认为应用大承气汤。

杏林小方：学生有不同的看法，大承气汤中的大黄、芒硝都属于泻下剂，具有润肠通便、软坚润燥的功效。而陈小二大便尚可，此时热未至大肠，不宜用大承气汤，更宜用白虎汤。

师父：小方这次竟然肯用心分析了。小剂，还记得白虎汤为何名为白虎吗？

杏林小剂：师父您讲过，白虎汤最早见于张仲景的名著《伤寒论》一书，历代中医奉其为解热退热的经典名方。因为"白虎"为西方金神，对应着秋天凉爽干燥之气。以白虎命名，比喻本方的解热作用迅速，就像秋季凉爽干燥的气息降临大地一样，一扫炎暑湿热之气，所以命名为白虎汤。

师父：很好，小剂回答得很正确，那么白虎汤中的药物是怎样发挥作用的呢？

杏林小方：陈小二高热，小便黄，石膏辛甘大寒，入肺胃经，能大清阳明气分之热且清中有透，甘寒相合又能生津止渴。知母苦寒质润、清热养阴助石膏清肺胃之热，救已伤之津液。粳米、炙甘草，益胃护津，并防君臣药大寒伤中，为

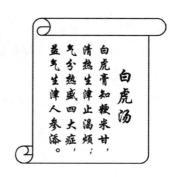

白虎汤

白虎膏知粳米甘；
清热生津止渴烦，
气分热盛四大症，
益气生津人参添。

佐使药。其中，石膏为君，知母为臣，君臣相须为用可增清热生津之力。四药相伍，共奏清热生津、除烦止渴之功。

杏林小剂：但是，师父，石膏辛甘大寒，万一使用不当，适得其反该怎么办？

师父：你的担忧很正常，就连古代名医叶天士曾经都不敢随意应用白虎汤。

传说，清代名医叶天士的八十高龄母亲患病，虽经他精心诊治，但仍未能治愈。叶天士由此忧心不已，日夜坐卧不安。有一天午夜，他独自绕步庭院，细忖母疾，不觉再三沉吟："若是他人母，定用白虎汤，而母亲年迈，唯恐难胜峻削；唉！白虎汤，白虎汤，白虎汤……"话说叶天士的小徒弟听到了便记于心中，第二天按照白虎汤的组方给其母服用，结果不到半日，其母竟然痊愈。叶天士知道后反思自己忧虑不安贻误用药，感叹："医者父母心，医生的职责是救死扶伤，没想到当至亲生病，自己却方寸大乱，不知所措。唉！我应该把母亲当作一个普通患者看待，当用药时就要用才对呀！"

所以，中医治病的基本原则是整体观和辨证论治，不要畏首畏尾，要专业，要自信！

杏林小方、杏林小剂：谨遵师父教诲。

诸葛名方避暑瘟——行军散

杏林小方：小剂，你在干什么？师父叫你呢。

杏林小剂：我在看书。

杏林小方：你看《三国演义》，我要告诉师父，你不好好学习，又在看课外书。

杏林小剂：去吧，这书是师父让我看的。

杏林小方：我不信，师父难道不想让你当大夫了？想培养新一代诸葛亮吗？

杏林小剂：才不是，师父让我找找这本书中和中医有关的内容。

杏林小方：那你找到了吗？

杏林小剂：找到了。先不告诉你，一起去告诉师父啊。

师父：小剂，可曾发现《三国演义》中相关的知识？

杏林小剂：师父，您想让我找的是行军散这首方子吧？

师父：是的，具体是什么内容，可向我和小方一起道来。

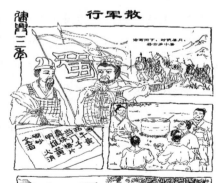

杏林小剂：三国时期，蜀魏交战。时值六月，蜀军将士在又闷又热

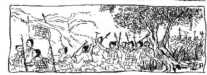

的恶劣气候下长途跋涉，不少人发生暑病，部队大批减员。诸葛亮上通天文，下识地理，晓以医道，精于用兵，他召集随营医生研究防治措施，但由于大部队处于深山旷野，煎服汤药十分不便，随营医生们一筹莫展。经过反复试验，终于研制出用药量小，既可外用又能内服的中药散剂。用这种散剂给患暑病的将士们吹入鼻腔和内服并举，将士们很快痊愈。于是，人们就将这种治暑病的中药散剂称为"诸葛行军散"。他创制的"诸葛行军散"，能避暑避瘟，保证军士在炎热的天气里，仍能战胜瘴气疫疠，勇猛地战斗。

翌年，蜀军中又发生暑病，随营医生们还是用诸葛亮配制的这种中药散剂，将士们的暑病皆霍然而愈。后来，这张治疗暑病的名方传到了魏国，魏人就将其易名为"武侯行军散"。"诸葛行军散"和"武侯行军散"的方名，一直沿用了一千余年。后世改名叫"行军散"，一直沿用至今。

杏林小方：小剂，我又发现了你一个新技能——说书先生！

杏林小剂：我立志这辈子只做治病救人的大夫！

杏林小方：师父，行军散里都有什么药物呢？

师父：行军散由姜粉、冰片、硼砂、硝石、雄黄、珍珠、牛黄、麝香组成，具有辟瘟、解毒、开窍的功效，常用于夏伤暑热，头目眩

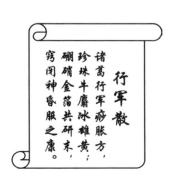

行军散

诸葛行军疗脹方；
珍珠牛麝冰雄黄；
硼硝金箔共研末，
窍闭神香服之康。

晕，腹痛吐泻，胸闷心烦，甚至不省人事等。方中麝香、冰片芳香开窍，行气辟秽，并善于止痛，这是针对主症吐泻腹痛，窍闭神昏而设，理所当然的是君药。牛黄清心解毒，是臣药。硝石泄热破结；硼砂清热解毒；雄黄用量独重，占据整个方剂用量的一半以上，作用是辟秽解毒；珍珠重镇安神；姜粉性味辛热，具有"反佐"的意味，同时它又具有降逆和中的作用，还有辟秽解毒之功，亦属于佐药；另外，姜粉在方中还具有调和诸药的作用，所以也可以看作是使药。

诸葛行军散的配伍组方严谨，用药得当，但方中雄黄为含硫化砷的矿石，毒性较大，内服、外用要掌握剂量，中病即止，不可擅自应用，以确保安全。

杏林小方：师父，我去读《红楼梦》了。

杏林小剂：读《红楼梦》干啥？

杏林小方：听说《红楼梦》里有很多中医知识，下次我也要当一次"说书先生"！

受寒阴暑就用它——藿香正气散

杏林小方：师父，我中暑了，好难受。

杏林小剂：师父，我也中暑了，我也好难受。

师父：你们俩这是怎么了？

杏林小剂：师父，我中午睡不着觉，就出去晒药材了，可能今天外面温度有点高，太热了，我感觉我中暑了。

师父：你呢？小方，也是在大太阳底下晒药材中暑了吗？

杏林小剂：师父，才不是！小方是看我晒药材中暑的。

师父：？

杏林小方：师父，我是找了个阴凉的地方，吃着西瓜，看着小剂晒药材，然后又睡了一觉。

师父：那你说你也中暑了？

杏林小方：对啊，我也难受，跟中暑一样。

师父：既然你们都感觉自己中暑了，都有什么表现呢？

杏林小剂：师父，我浑身出汗，大汗淋漓，口干口渴，全身无力，头部昏昏沉沉的，还有点心慌气短。

杏林小方：师父，我好像不是这样子呀。我也头痛，但我感觉有点冷，恶心想吐，肚子痛，半个时辰去了两次厕所了。

师父：我看看你们的舌苔，一个舌红苔少，一个舌苔白腻。你们俩确实都中暑了。

杏林小方：师父，但是我和小剂的症状不一样啊，为什么都是中暑呢？

师父：这是因为虽然你们都中暑了，但一个是阳暑，一个是阴暑。

杏林小剂：师父，不是说"暑为阳邪"吗？为什么还有阴暑一说？

师父：在中医学看来，中暑有"阴阳"之分。所谓"阳暑"，通常是指长时间在太阳暴晒下出现的中暑现象，症状表现为头晕倦怠、口渴身热等，如不及时补充水分和休息，严重者甚至会出现昏厥，危及生命安全。"阴暑"，是指"暑热在内、寒湿在外"，通常是因贪图阴凉，夜间露宿，或者长时间在阴凉、潮湿的地方工作、休息，或者在大汗之后饮用了大量的凉水等导致的中暑。简单来说，古人讲"动而得之"为伤阳暑，"夏月受寒，静而得之"为阴暑。

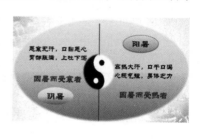

杏林小方：噢，那我知道了，我是阴暑证，小剂是阳暑证。

师父：是的。

杏林小剂：师父，那我和小方用的药肯定是不一样的了吧？该用什么方子呢？

师父：治疗气阴两伤所致阳暑的方子是清暑益气汤，而治疗寒湿所致阴暑的方子是藿香正气散。

杏林小方：师父，清暑益气汤我们之前学习过，藿香正气散是什么方子呢？

师父：藿香正气散出自宋代《太平惠民和剂局方》这本书，原书明确指出本方主要治疗的病症是伤寒所导致的头痛、心腹冷痛、反胃呕恶、吐泻霍乱等。

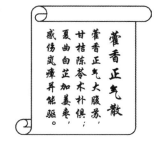

藿香正气散

藿香正气大腹苏，
甘桔陈苓术朴俱；
夏曲白芷加姜枣，
感伤岚瘴并能驱。

杏林小剂：藿香正气散里都有什么药物呢？

师父：藿香正气散里藿香辛温芳香，辛温可以解在表之风寒，芳香又可化在里之湿浊，一味药表里同治，如同皇帝一样统领整个国家，为这首方剂的君药。但只用藿香明显势单力薄，就像一个国家只有皇帝肯定是不可以的。因此，需要类似于丞相或者大将军之类文武百官之首对内和对外辅助他，这就是臣药。对外，有白芷和紫苏叶，这两味药辛温，可增强藿香的解表作用，同时，紫苏叶又可止呕，白芷还能止头痛。外来的风寒易散，但体内的湿气难除。所以就要配伍多种祛湿的药物。半夏厚朴，这两味药都是苦温的，具有燥湿的作用，可以帮助藿香祛湿。这四味药作为臣药辅助君药藿香外散风寒，内化湿浊。方剂中的佐药主要用来配合君臣加强治疗作用，同时还可以治疗一些次要的病症。这就像，除了皇帝和左右辅臣，朝廷还需要一些具体实施政策的，像尚书、御史之类的既有辅助作用，又有自己具体的工作。在这首方剂里面佐药主要是帮助君臣加强祛湿的作用。白术、茯苓两味药，性味甘淡，甘可以健脾，淡可以淡渗利湿，也就是通过健脾来帮助运化水湿，同时又可以通过小便而起到止腹泻的作用。刚才提到的都是直接祛湿的药物，我们还可以配伍间接祛湿的药物，像桔梗可以开宣肺气，治上，陈皮健脾理气，治中；大腹皮可以行气利水，治下；这样就把人体上、中、下全身的气机打通，祛湿的同时，腹部胀满也就解除了。最后是甘草，甘草甘平，健脾和药，它和煎煮时加入的生姜和大枣作为使药，调和整首方剂的药性，以达到平衡稳定。这样内外同治，君臣佐使配伍在一起，使风寒得以外散，湿浊得以内化，气机上下通畅，诸症自然解除。

杏林小方：原来藿香正气散这么神奇啊。

师父：中暑不难治，最重要的是辨证准确。所以你们俩一定要多多练习，多多思考，辨证准确，论治才正确。

杏林小方、杏林小剂：谨遵师父教诲。

月经不调

活血止痛笑开颜——失笑散

杏林小方：师父，我们药柜里有老鼠了，震惊！

师父：是吗？你看到老鼠了吗？

杏林小剂：师父，我和小方看到了老鼠的粪便！

师父：你们确定是老鼠的粪便吗？我应该知道你们说的是什么药了。

杏林小方：啊？老鼠粪便难道是中药吗？

师父：我来看看。果然，这是中药五灵脂。

杏林小剂：师父，您确定这个可以入药吗？入药真的可以治病吗？

师父：五灵脂为鼯鼠科动物复齿鼯鼠的干燥粪便。

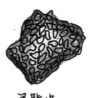
灵脂块

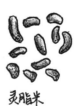
灵脂米

全年可采，但以春、秋为多，春采者品质较佳。由于本品具有腥臭味，并且为了避免服药者的心理不适，一般煎煮时需要包煎。

杏林小方：师父，五灵脂有何功效呢？有没有方子里包含它呢？

师父：五灵脂具有活血止痛，化瘀止血之功。有一首名叫"失笑散"的方子里就有它。

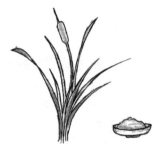

杏林小剂：失笑散，那是不是吃完就不能笑了，听着好可怕。

师父：错！失笑散出自宋代《太平惠民和剂局方》，包括五灵脂和蒲黄两味药，具有活血祛瘀、散结止痛的作用。可以治疗瘀血停滞所致的月经不调、少腹急痛、痛经、心腹疼痛等病症。简单来说，就是在你经历疼痛煎熬之时，服用完失笑散，感觉突然不痛了，那你还不哈哈大笑吗？失笑散的意思是忍不住笑。关于失笑散，历史上有个十分有趣的故事。

相传，北宋开宝年间，京郊钱员外的独生女儿出嫁，花轿临门，小姐正发痛经，腹痛如绞，一家人慌得六神无主。正在这时，恰有一蔡姓郎中路过，称有妙药可治。他从葫芦里倒出一匙黄褐色的药粉，嘱取半碗香醋调匀饮用。约半个时辰，少女痛止，展颜一笑，转身进屋待嫁。钱员外拜询："所用为何药，如此灵验？"郎中道："此药可令失笑者转笑，就称'失笑散'吧！"

至南宋，宋度宗游御药园，入夜突然舌肿满口，不能言语和进食，有位御医用药末轻轻擦宋度宗的舌面，其肿逐消。宋度宗大喜，问所用为何药？御医奏道："《局方》所收'失笑散'也。为先祖所创制，臣用蒲黄、五灵脂研末，取其阴阳相济，活血消瘀，故能治陛下的重舌"。

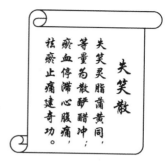

失笑散

失笑灵脂蒲黄同，等量为散醉醋冲；瘀血停滞心腹痛，祛瘀止痛建奇功。

杏林小剂：小方，你有没有肚子痛？有没有舌头肿？要不要试试这种神奇的粪便组成的方子？

杏林小方：师父，救我！

调经安神补气血——归脾汤

师父：小方？

杏林小方：师父，您叫我？

师父：你今日抄写医方已经出现两次错误了，你看白术写成了白芍，师父平日虽对你们和蔼，但在治病救人时是绝不允许你们粗心大意的。认真谨慎，这是作为医者最基本的态度。

杏林小方：师父，对不起。是我错了，我保证不会再犯同样错误了。

师父：知道就好。说吧，是有什么不舒服吗？有什么需要师父帮助的吗？

杏林小方：师父，我月经已经半月有余了，量还挺多的，我害怕自己崩漏而死，吃不下饭，睡不着觉的。

师父：医者父母心，早些跟师父说，有何不敢言？

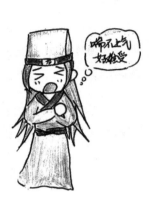

杏林小方：师父，最近三个月每次月经都是半月有余，不知道是不是因为出血时间久，我经常心慌心悸，气短乏力，晚上睡不好，白天就没精神，您说的药我还总是记不住，还写错，您说我是不是快死了？

师父：我看看舌脉……没有那么严重，你这就是常见的心脾两虚，脾不统血证。

杏林小方：师父，有治吗？

师父：有一首方子很适合——归脾汤。

杏林小方：归脾？是健脾吗？

师父：归脾的意思就是回归脾脏，以恢复脾脏统血、生血的作用。归脾汤的主要功能是益气补

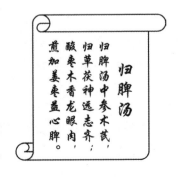

归脾汤

归脾汤中参术芪，
归草茯神远志齐；
酸枣木香龙眼肉，
煎加姜枣益心脾。

血，健脾养心。方中黄芪甘微温，补脾益气；龙眼肉甘温，既能补脾气，又能养心血，共为君药。人参、白术甘温补气，与黄芪相配，加强补脾益气之功；当归甘辛微温，滋养营血，与龙眼肉相伍，增加补心养血之效，均为臣药。茯神、酸枣仁、远志宁心安神；木香理气醒脾，与补气养血药配伍，使之补不碍胃，补而不滞，俱为佐药。张璐曾说："减食者，以其纯阴无阳，不能输化药力故耳"（《古今名医方论》）。炙甘草补气健脾，调和诸药，为使药。用法中加姜、枣调和脾胃，以资生化。

杏林小方：看来这首方子不仅健脾还养心，不仅补血还补气。

师父：对，归脾汤心脾同治，重点在脾，使脾旺则气血生化有源；同时，气血并补，但重用补气，意在生血。《沈氏女科辑要笺正》指出："归脾汤方确为补益血液专剂。"

杏林小方：这首方子注重健脾，是李东垣的方子吗？

师父：不是，本方原载于宋代严用和《济生方》，但方中无当归、远志，至明代薛己为加强养血宁神之效，将此二味补入。本方的适用范围，随着后世医家的临床实践，不断有所扩充，原治思虑过度，劳伤心脾、健忘、怔忡之证。元代危亦林在《世医得效方》中增加治疗脾不统血之吐血、下血。明代薛己《内科摘要》增补了治疗惊悸、盗汗、嗜卧少食、月经不调等症。

杏林小方：看来古人也是一直在反思中发展啊。

师父：对，我们后人尊古而不泥于古，才能更好地治病救人！

杏林小方：谨遵师父教诲。

固冲摄血止崩漏——固冲汤

陈小二：大夫，快来救救我夫人吧！

师父：小方，小剂，门口有人呼叫，你们快去请进来。

杏林小方：师父，小剂，快走！

陈小二：大夫，您快看看我妻子，她生完孩子半个月了，今日突然大出血，快要昏厥了。

师父：有没有注意在家出血的特点？是不是颜色淡没那么稠？

陈小二：是的，那医生您看怎么办呢？

师父：没事，你不要紧张。这位夫人，您是不是还有头晕、心悸气短、神疲乏力、腰膝酸软的症状呢？

夫人：是的，大夫。生完孩子就感觉浑身没劲，好像气血都虚了，今早突然下身出血量增多，我都感觉自己血已经流完了，我是不是快要血崩死了？

师父：不要太担心，您这是脾肾两虚，冲脉不固之证。由于您刚生产不久，冲任不固，肾虚不固，脾虚失摄，血下如崩，漏下难止。气随血脱，故见头晕肢冷、心悸气短；脾肾亏虚，气血不足，故见腰膝酸软、神疲乏力。所以当急治其标以固冲摄血为主，辅以补脾益肾为法。

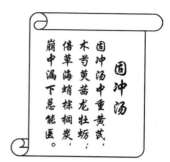

我给你开固冲汤。小方，记一下：白术一两，生黄芪六钱，煅龙骨八钱，煅牡蛎八钱，山茱萸八钱，生杭芍四钱，海螵蛸四钱，茜草三钱，棕榈炭二钱，五倍子五分。

杏林小方：师父，写好了，我带他们去拿药。

杏林小剂：师父，您说的固冲汤的冲任不固是什么意思呢？

师父：中医学认为，冲脉为"十二经脉之海"，掌管女子月经及孕育功能；任脉调理阴经气血，为"阴脉之海"，任主胞胎（子宫和卵巢）；冲任同起于胞宫，相互交通。冲任不固的意思是指冲、任二脉受损，气血两虚，固摄失职，表现为经血、带下或胎元失固，而这位夫人就是冲任不固导致的崩漏。

杏林小剂：崩漏之证是不是均是冲任不固导致的呢？

师父：冲任不固是基本病机，崩漏的中医治疗，遵循三个原则：塞流、澄源、复旧，然后根据患者具体病情进行辨证论治。如脾虚、肾气虚、肾阴虚、肾阳虚、血热证、血瘀等证。

杏林小剂：师父，我发现这首方子里有很多咱们不常见的药材。

师父：是的，本方集众多敛涩之品，辅之补气以固冲，涩补相兼，意在急则治标；寓散瘀于收涩止血之中，使血止而不留瘀。方中山茱萸甘酸而温，既能收敛固涩，又可补益肝肾，两擅其功，故重用为君药。龙骨味甘而涩，牡蛎咸涩，均为煅用，收涩之力更强，合之能"收敛元气""治女子崩带"，共助君药固涩滑脱，均为臣药。白术益气健脾以固冲，黄芪补气之中又善升举，"尤善治流产崩滞"，二药合用，令脾气健旺而统摄有权；生白芍味酸收敛，养血敛阴；棕榈炭、五倍子收敛止血；海螵蛸、茜草固涩止血，兼能化瘀，使血止而无留瘀之弊；以上俱为佐药。全方诸味相合，共奏固冲摄血、补脾益肾之功。

杏林小剂：刚才看到那位夫人出血，为何小方吓得都哆嗦了？

师父：在我们一生行医路上需要不断挑战自己，但不管何时，都要不忘初心，仁心仁术，仁爱救治，这才担得起患者一声"大夫"。

杏林小剂：师父，我记住了。

活血化瘀治痛经——少腹逐瘀汤

杏林小方：师父，您说古代有解剖学吗？为什么古人对五脏六腑、气血津液等认识得那么清楚呢？

师父：虽然中医的脏腑理论一开始并不是在解剖学的基础上开始的，但是古代已经有解剖了。据史料记载，"解剖"一词最早出现于《灵枢》，即"八尺之士，皮肉在此，外可度量切循而得之，其死可解剖而视之。"春秋时期的神医扁鹊精通脉理、针灸等多种治疗手段，同时他对人体解剖也有一定的了解。马王堆出土西汉《五十二病方》中甚至有割疝气手术记载和痔疮切除术的记载。到唐代时，古人对人体解剖学有了长足的进步，还有了比较完备的人体解剖图《明堂图》。到了清代，著名医学家王清任在行医过程中深感解剖知识的重要性，于是致力于人体脏腑研究达四十余年。1830年他编写出了《医林改错》一书，更加详细且完善了人体脏腑图谱。

杏林小方：哇，原来我们中医的解剖一直在发展。

杏林小剂：师父，听说王清任被称为"暗黑医生"，痴迷于尸体，他为了找尸体做研究，半夜跑去乱葬岗扒尸……

杏林小方：小剂，你不要吓人啊，三更半夜解剖尸体能看到什么呢？

师父：王清任一生读了大量医书，曾说："尝阅古人脏腑论及所绘之图，立言处处自相矛盾。"所以就提出"夫业医诊病，当先明脏腑"的论点。他认为"著书不明脏腑，岂不是痴人说梦；治病不明脏腑，何异于盲子夜行"。并冲破封建礼教束缚，秉持着求真务实的态度，革新实践的精神，进行了近三十年的解剖学研究活动。于道光十年著成《医林改错》一书，刊行于世。

杏林小剂：师父，古代医家太不容易，他们的精神值得我们去学习！

师父：对，你们能认识到这一点，为师甚是欣慰。王清任虽然已经离我们远去，但是他的精神、他的学术思想影响了一代又一代华夏儿女。

杏林小方：王清任先生《医林改错》里主要是讲述什么的呢？

师父：《医林改错》承载了王清任几十年的研究和学术思想，比如明确将人体的体腔分为胸腔和腹腔两部分；较全面地描述了动、静脉系统的分布和位置；详细描述了现代医学各级支气管的情况；关于胰腺、胆管、幽门括约肌、肠系膜等的描绘也更符合实际；从解剖生理学上分清了肾脏的泌尿功能与生殖腺的"生精""藏精"功能；精辟地论证了思维产生于脑而不在心。

此外，他主张的活血化瘀理论以及创制的"五大逐瘀汤"是他学术思想的精髓。

杏林小剂：我知道，五大逐瘀汤包括通窍活血汤、血府

逐瘀汤、膈下逐瘀汤、少腹逐瘀
汤和身痛逐瘀汤，治疗从头、胸、
腹、少腹到四肢部位的瘀血。

师父：对，尤其是少腹逐瘀
汤，"治少腹积块疼痛，或经血见
时，先腰酸少腹胀，或经血一月
见三五次，接连不断，断而又来，
其色或紫，或黑，或块，或崩漏，兼少腹疼痛……"常用来治
疗血瘀所致之痛经，亦被称为"调经种子第一方"，方中当归、
川芎、赤芍行血调血；蒲黄、五灵脂、延胡索、没药化瘀理
气；肉桂、干姜、小茴香温经散寒。综观诸药有祛瘀温经、理
气止痛之功。

杏林小方：王清任真的好厉害。

师父：王清任作为中医活血化瘀理论的鼻祖，中医学界
革新派代表人物，师古不泥、执着严谨，为了"明脏腑"可以
多次深入险地。我们需要的正是这种精神，我们有责任有义务
把这种精神传承下去，发扬光大！

杏林小方、杏林小剂：谨遵师父教诲。

失眠健忘

国泰民安睡眠好——交泰丸

杏林小方：师父，我今天去求卦了，大师说我求了泰卦，好开心。

杏林小剂：师父，我不开心，我求了否卦。

泰卦

坤

乾

师父：哈哈，你们知道否卦和泰卦的意思吗？

杏林小剂：当然知道啦，泰寓意"好"，万事吉祥；否寓意"坏"，万事艰难。

师父：虽然泰卦和否卦确实寓意事情的好坏，但不要万事皆寄托于卦象，做事情需要努力和用心，成功要掌握在自己手中！

杏林小方：对，师父说得对。

师父：正好今天有一首方子也和卦象密切相关。

杏林小剂：师父，还有和易经八卦有关的方子？

师父：对，就是"交泰丸"。《周易》象曰："天地交，泰。"《周易》之泰卦，是乾下坤上。乾为天，属阳；坤为地，属阴，天阳上升，地阴下降，天地相通，万物乃成。在《周易》"天地交"思想的影响下，中医形成了"阴阳相交""心肾相交""水火既济"的理论，认为人身之阴阳水火也应相交。在正常情况下，心火下交于肾，以温肾阳；肾水上济于心，以养心阴。心肾交通，水火既济，则百病不生。反之，心火亢于上，肾阳衰于下，则诸症丛生。

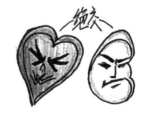

杏林小方：师父，具体针对什么病症呢？

师父：心为火脏居上，肾为水脏居下。水火既济，则心火不亢，若肾阳虚弱，不能蒸腾，虚阳上浮；或肾水不足，不能上济，或心火偏亢，不能下潜，均可致火不归原，心神不交。这时候会出现怔忡不宁，失眠健忘的症状。

杏林小剂：师父，交泰丸里什么样的药物可以交互心肾呢？

师父：交泰丸方子里仅两味中药，黄连和肉桂。黄连苦寒，主入心经，用其清心（离）火于上，使心火不亢而下济肾水，少佐肉桂温肾（坎）清心火，使心火不亢而下济肾水；水中一阳，离火中之一阴爻来自坤之真阴寄在其中，坎水中之一阳爻来自乾之真阳寄在其中，合二为一互为消长地产天成阴阳互会，肾中清阳升发，能使水上交于心火，心中真阴之能使火下交于肾而引火归元，心肾交泰，水火既济，精足神昌，失眠健忘自愈。

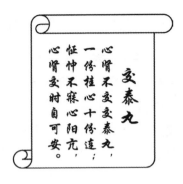

杏林小方：师父，那这两味药物的用量都一样吗？

师父：黄连在这个方子里的用量十倍于肉桂，擅泻心火以挫热势，意在清心降火除烦，有很好的效果。肉桂在此方中用量虽为黄连的1/10，既能制约黄连苦寒伤阳，又能引火归元以助心火下潜。二药一清一温，重在清心降火，但寒而不遏，相反相成，可使心肾相交，水火既济，心神得安，不寐自除。本方温助下焦气化而使水津升，清降心火而使心火不亢，犹如自然界地气上升与天气下降，天地交泰之理，故方名为交泰丸，两味药的配合也是十分巧妙。

杏林小剂：小方，《易经》中蕴藏了这么多中医方剂的内容，咱们的中医学真是博大精深，我们一定要好好学习！

杏林小方：对，互相督促，共同进步！

医圣经方助睡眠——酸枣仁汤

杏林小方：师父，不好啦，隔壁陈小二嚷着说吃您的药不管用，来找咱们讨个说法。

师父：不要着急，请进来问明白就是。

陈小二：大夫，前天找您开的方子，拿回家吃了两日，症状不见减轻，反而加重了。

杏林小剂：小二哥，您先别着急，让我师父看看是什么药。

师父：这是治疗失眠的方子。您吃完仍旧睡不好觉吗？

陈小二：大夫，以前失眠我晚上还可以睡两个时辰，但吃了两日您的药，我每晚上只睡一个时辰，是不是您开错了药？

师父：我看了看，药方里有味重要的药物是酸枣仁，我标注了要用炒酸枣仁，由于那天医馆没有炒制的了，我叮嘱了您回家自己在锅里炒一小会儿，有香味即可，不知您可否照做？

陈小二：没有啊，我感觉都一样嘛，煮在药锅里不就熟了吗？为什么非要炒呢？

师父：您不知道，"酸枣仁，熟则收敛精液，故疗虚烦不眠、烦渴虚汗之症；生则导虚热，故疗胆热好眠、神昏倦怠之症"。

　　杏林小方：噢，小二哥，您用的是生酸枣仁，所以吃完不仅不助眠，反而越来越精神了。这可不是我师父的错哦，是您没按照医嘱做。

　　陈小二：这样子啊，那是我错怪大夫您了，我这就回家照您的方子重新熬药。

　　……

　　杏林小剂：师父，您开的什么方子呢？

　　师父：我开的是酸枣仁汤。其实它最早叫作"酸枣汤"，见于医圣张仲景所著《金匮要略》一书。到了清代，才由喻嘉言在其《医门法律》中改称为"酸枣仁汤"。《金匮要略》中记载："虚劳虚烦不得眠，酸枣仁汤主之。"也就是说，本方是治疗因虚烦所致失眠。中医学认为，"心藏神""肝藏魂"，失眠与心、肝二脏关系最为密切。"肝主藏血"，血虚生内热，虚热内扰，加之血虚不能养心，则神魂不宁，所以心烦不得眠。

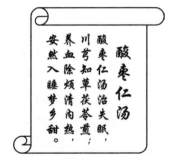

酸枣仁汤

酸枣仁汤治失眠，
川芎知草茯苓煎；
养血除烦清肉热，
安然入睡梦乡甜。

　　杏林小方：师父，什么是虚烦呢？

　　师父：指睡觉的时候，不是很激烈的烦，就是心里头有一些想法，胡思乱想，淡淡地萦绕着，与五心烦热，或着急生气的失眠不一样。

杏林小剂：师父，酸枣仁汤里只有酸枣仁吗？

师父：酸枣仁汤方中重用酸枣仁，以其性味甘平，入心肝经，养血补肝、宁心安神，为君药。茯苓宁心安神，知母滋阴清热，为臣药，与君药酸枣仁相配，以助君药安神除烦之效。佐以川芎调畅气机、疏达肝气，与君药相配，酸收辛散并用，相反相成，具有养血调肝之妙。甘草生用，和中缓急，为使药。诸药相伍，一则养肝血以宁心安神，一则清内热以除虚烦。共奏养血安神、清热除烦之功。

张仲景先生的酸枣仁汤，不仅为治疗肝血不足引起的失眠提供了有效的方剂，而且开创了"养血调肝安神法"用以治疗肝血不足失眠，对后世影响深远。不少治疗失眠的方剂都是在此基础上产生的。如唐代孙思邈《千金要方》中的酸枣汤、王焘《外台秘要》中的小酸枣汤、宋代《太平圣惠方》中的酸枣散、《类证活人书》中的酸枣汤，它们都是治疗失眠的有效方剂。另外，在清代《医宗金鉴》中亦有酸枣仁汤，由酸枣仁、当归、白芍、生地黄、知母、黄柏、茯苓、黄芪、五味子、人参组成，主治心虚不固引起的盗汗，同名异方，需加以区别。

杏林小方：师父，我发现张仲景先生不愧是医圣，用药精良，组方严谨，一个小小的方子，却蕴藏着大大的能量。

师父：不错，所以我们要学经典，背经典，用经典。

千古名方强记忆——孔圣枕中丹

杏林小方：小剂，你怎么熊猫眼了，昨晚没睡觉吗？又熬夜打游戏了？

杏林小剂：游戏是真没打，但觉也确实没睡。

杏林小方：没睡觉你做什么了？

杏林小剂：背书啊，师父说下周要考试了，我还有二十首方歌没背下来，只有三日时间了，孔圣人来了也帮不了我了。

师父：小剂，要是孔圣人来了，估计真能帮你。

杏林小剂：师父，孔圣人是留下了什么秘方，可以帮助我背书吗？

师父：孔圣人没留下秘方，但确实有一首方子可以帮助提高记忆力。

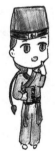

杏林小方：师父，真的有这样的方剂吗？叫什么名字呢？我也需要。

师父：这首方子叫"孔圣枕中丹"。

杏林小剂：这不还是孔子留下的秘方吗？

师父：当然不是，"孔圣枕中丹"源自唐代孙思邈所著的《千金要方》，可以补心肾，能帮人治读书善忘，长久服用可令人聪明。

杏林小方：师父，既然不是孔圣人留下的，为啥叫"孔圣枕中丹"呢？

师父：我们知道孔子是我国古代伟大的思想家、政治家和教育家，弟子三千，后世称孔子至圣大师，也叫孔圣人。而"枕中丹"的意思是珍贵的丹方，秘方。顾名思义，这个方剂的背后意义是，读书善忘的人服了此药，能像孔圣人那样资质聪明，过目不忘。所以，将这个方子命名为"孔圣枕中丹"，或者"孔圣大圣知枕中丹"。

杏林小方：那这首方子都有什么药物呢？竟然拥有这么神奇的作用，简直是我们读书人的福音啊。

师父：此方由远志、菖蒲、败龟甲、龙骨四味药组成。其中，远志，味辛苦，性温，入心、肺、肾经，古人取名远志，顾名思义，是指服药后能变得志向远大，智慧增益，李时珍称它"专于强志益精，治健忘"。东晋的葛洪在《抱朴子》中记载："陵阳子仲服远志二十年，有子三十七人，开书所视，记而不忘，此轻身不老之一征也。"菖蒲通九窍，能把心中的阳气通到上面七窍和下面两窍，能把心阳降到最低的地方。因此，菖蒲从心交肾，远志从肾交心，菖蒲能使心阳往下和肾碰到，远志能使肾阳上来和心碰到，菖蒲、远志像接电线一样，把心和肾连接起来。用菖蒲、远志交了心肾之后，会比较不容易忘记事情，能防治健忘。龟甲和龙骨皆来自有灵性的动物，龟甲，就是乌龟的壳，乌龟生活在水中，且生性好静，静属阴。所以龟甲能滋阴、镇固阳气。龙骨是巨型动物死后埋到泥土里的化石，这里面就有一个潜阳的特性。所以龙骨能收摄身体的阳气，使肝火肝阳不至上亢。骨骼本来就沉重，而演化成石，则更加沉重，所以龙骨重镇安神，具有很好的安眠作用。

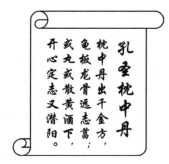

孔圣枕中丹

枕中丹出千金方；
龟板龙骨远志菖；
或丸或散黄酒下，
开心定志又潜阳。

服用此方有三大好处：第一，增强记忆力；第二，安神助睡眠；第三，白天精神集中，元气满满。

杏林小剂：小方，这个丹药听着就好神奇，我们赶紧去炼丹吧。

师父：非也非也，"炼丹"一说听起来很玄幻，但不要和长生不老等封建迷信联系起来哦。这其实只是一个普通的中药剂型制备过程，其实就是"蜜丸"，炼丹的过程也很简单，龟甲、龙骨、石菖蒲、远志，四味中药各五十克，打成粉末熬制与药粉等量的蜂蜜，用文火慢慢熬到起泡，然后，趁热将蜂蜜倒进装有药粉的容器，搅拌、搓丸。

杏林小方：小剂，我们赶快取炼制蜜丸，服用完我们就过目不忘啦。

师父：书是要背诵的，药物只是辅助，要时刻牢记"天行健，君子以自强不息"。

抑郁焦虑

疏肝解郁乐逍遥——逍遥散

叮铃铃……

杏林小方：喂，小剂，下午咱俩出去逛逛啊？

杏林小剂：不去了，我现在都懒得出门，还有点难受。

杏林小方：怎么回事啊？前两日就看你脸色不太好。

杏林小剂：最近学习压力大，心情抑郁，不想吃饭，总感觉胸胁部胀胀的。

杏林小方：哎，我心情也不好，我们是不是都抑郁了？你说，要是每天能快活逍遥就好了。

师父：两个小懒虫！不过，师父这里有个方子，你们服用了说不定会心情大好。

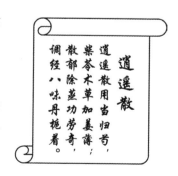

逍遥散

逍遥散用当归芍，
柴苓术草加姜薄；
散郁除蒸功劳奇，
调经八味丹栀着。

杏林小方、杏林小剂：师父，什么方子啊，我们急需啊！

师父：逍遥散。

杏林小方：师父，您在逗我们吗？我们想快活逍遥，就真的有逍遥散这样的方子吗？

师父：对，逍遥散出自宋代《太平惠民和剂局方》，专为肝郁脾虚、脾失健运之证而设，为中医调和肝脾的名方。

杏林小剂：师父，真的服完逍遥散可以开心逍遥吗？

师父：我们都知道，肝为藏血之脏，主疏泄，喜条达而恶抑郁，即所谓"肝体阴而用阳"。脾主运化，为气血生化之源。若七情郁结、肝失调达，或情志不遂、阴血暗耗，或化源不足，肝体失养，皆可使肝气失调。肝经郁滞，则胁痛乳胀；血虚不能滋荣则目眩，或口燥咽干。木不疏土，脾弱失运，则神疲食少。肝脾不调，统藏无能，则可致妇女月经不调；舌淡、脉弦或虚，皆为肝郁血虚之象。

杏林小方：哦，这首方子原来是疏肝健脾的。

师父：对，关于逍遥散的应用，历史上有个著名的故事。清代同治年间，皇太后慈禧得了场怪病，终日倦怠慵懒，山珍海味都食不下。孟河医派之一的名医马培之奉诏进京，马培之入宫后就疏通了慈禧皇太后身边的大臣和近侍，得悉慈禧皇太后的真实病因后，开了一个处方"逍遥散"，慈禧皇太后服用数帖之后病愈。马培之为慈禧皇太后看好病之后，誉满天下。

杏林小剂：师父，我查阅医术有记载，清代著名医学家叶天士称逍遥散为"女科圣药"，是只有女性才能服用吗？

师父：很多人认为逍遥散是女性的专利，是调经用的，其实这是不全面的，无论男女，只要有肝郁、脾虚、血虚三个问题的人，都可以用。在古代医书上也有不少关于男性使用逍遥散的医案。明代李士材就治疗过这样的患者，有一名男子浑身发热，并且咳嗽得十分严重，请了不少大夫来看，有的用金匮肾气丸补肾，有的用化痰的办法治肺，都没有起色，最后请来了当时很有名的医生李士材，他分析这位患者的发热、咳喘，实际是肝气不舒引起的，在中医学中叫肝木反侮肺金，肝气不舒，很多时候还会引起肺经的问题。李士材用逍遥散，加了点牡丹皮嘱患者服用。患者服了两剂药，咳喘马上就止住了，可见其用方之高明。

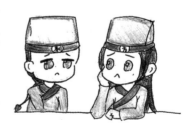

杏林小方：那么师父，这首方子里的药物有什么呢？

师父：方中柴胡疏肝解郁，以使肝气条达，为君药。白芍滋阴柔肝，当归养血活血，二味相合，养肝体以助肝用，兼制柴胡疏泄太过为臣药。白术、茯苓、甘草健脾益气，使营血生化有源；生姜温胃和中，薄荷少许助柴胡疏肝而散郁热共为佐药。甘草调和药性，兼为使药之用。诸药相合，可使肝气得舒，脾运得健，阴血得复，诸症悉除，自然逍遥！

杏林小剂：小方，我们快快去服用逍遥散，逍遥起来。

大枣小麦除癔症——甘麦大枣汤

杏林小方：小剂，听到没，门口有人在哭。

杏林小剂：小方，大白天，不要吓人啊，我胆小。

杏林小方：真的，不信你仔细听听。

侧耳细听……

杏林小剂：真的是呢，我们出去看看吧。

大门外……

杏林小方：小二哥，您哭得这么伤心，有什么不舒服之处，可请我们师父帮您瞧瞧。

陈小二：这位小大夫，我最近经常不能自主地悲伤想哭，控制不住，晚上睡眠也不安，哈欠频作，并且心中烦乱，感觉自己精神快崩溃了。

杏林小剂：啊，怎么会这样子呢？小方，我们赶快带小二哥去找师父吧。

杏林小方：师父，您快帮小二哥瞧瞧吧，他在门外哭两个时辰了。

师父：陈小二，我有什么可以帮助您的呢？

陈小二：一年前我母亲去世了，自那以后我就开始失眠，烦躁，总回想以前母亲养育我不容易，我就忍不住哭泣。今日是她忌日，我又控制不住的难过，也不想见人，情绪低落。

师父：我看您的症状和舌脉，应该是脏躁。

杏林小方：师父，脏躁是什么？是哪个脏腑太干燥了吗？

师父：脏躁是指五脏功能失调，主要是因忧思过度，心阴受损，肝气失和所致。心阴不足，心失所养，则精神恍惚，睡眠不安，心中烦乱；肝气失和，疏泄失常，则悲伤欲哭，不能自主。

杏林小剂：听起来好复杂，那这个病好治吗？有方子吗？

师父：医圣张仲景《金匮要略》里早就记载了脏躁一证的用方：甘麦大枣汤，由甘草、小麦，大枣组成，虽然药材简单，都是平常食用之物，但其构思精练，组方巧妙。

杏林小方：这个方子的组成好像是要蒸馒头一样。

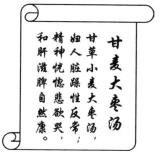

甘麦大枣汤

甘草小麦大枣汤，
妇人脏躁性反常；
精神恍惚悲欲哭，
和肝滋脾自然康。

杏林小剂：这么重的病，就用这三样不起眼的，天天吃的小麦、大枣，唯一的一味甘草算是药，这就可以啦？

杏林小方：小剂，师父既然这样说，那咱们赶紧为小二哥熬药吧。

师父：一升小麦，十枚大枣，三两甘草，放在一块儿，就开始煮，半个时辰后，小麦香气就出来了。

杏林小方：师父，这个味道好香，甜甜的，很好闻，闻着很舒服呀。

师父：赶紧给他喝吧，慢慢地一点一点地喝。

半个月后，陈小二变得跟正常人没啥区别了，神志清晰，能够帮忙做家务，跟人交流没有任何问题，也不那么哭哭啼啼，神神叨叨，能够自己照顾自己了。

杏林小方：师父，甘麦大枣汤真的好神奇啊。

师父：甘麦大枣汤的三味药中，小麦、大枣是食物，甘草也是药食同源的材料。小麦养心阴，去除烦热，为君药；甘草补心气，和中缓急，为臣药；大枣补脾气，润燥缓急，为佐使药。小小方子可以养心安神，和中缓急，亦补脾气，治疗脏躁和少寐 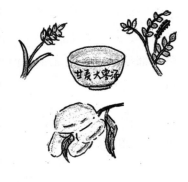 之症，在日常生活中，我们可以把它化裁为一个养生汤来食用。另外，仲景先生的这首方子里其实蕴含着真正的治病和养生哲理。

杏林小剂：什么哲理呢？

师父：真正的治病或者养生其实从根本上都是靠五谷粮食，或者说，粮食其实才是最好的养命的药。因为粮食可以让我们心里满足，让我们吃饱。从中医脏腑的层面来讲，就是治病要守中土，守中气，脾胃是我们的后天之本。所以，我们要好好珍惜粮食，这是中华民族的传统美德。

杏林小方：师父，我要好好珍惜粮食。我决定晚上要吃三碗米饭。

师父：过犹不及啊！

情绪郁结梅核气——半夏厚朴汤

杏林小方：小剂。

杏林小剂：啊，怎么了？

杏林小方：我叫了你好几声，你都不理我，在想啥啊？

杏林小剂：哎，我母亲最近估计要更年期了，总无缘无故发脾气，我都不敢回家了。

杏林小方：哈哈，你要受罪了。

杏林小剂：没有同理心。

杏林小方：怎么会，我都想好了好几个方子给你母亲用，说说还有啥表现吗？

杏林小剂：不和你说，我要找师父。师父肯定能解决，一起去啊。

师父：怎么了，你们吵架了？

杏林小方：师父，小剂的母亲最近情绪不好。

杏林小剂：师父，我母亲最近总是发脾气，我担心她身体，想请教您怎么办？

师父：还有其他症状表现吗？

杏林小剂：她常说嗓子不舒服，堵得慌，喝水也不管用，最大特点就是情绪不好，也不想吃饭。

师父：这是明显的梅核气。

杏林小方：梅核气？这是什么病呢？听着好恐怖啊。

师父：所谓的梅核气简单来说就是咽部如有梅子的核堵着一样，但其实是气机的失调，所以叫梅核气。

杏林小剂：师父，这个病是怎么产生的呢，严重吗？

师父：梅核气病因大都是由于情志不舒，肝气郁结，痰气凝滞，痰气凝结于咽喉，所以嗓子里像有梅核一样，阻塞着，咳之不出咽之不下。这个病多发于女性，

半夏厚朴汤

半夏厚朴与紫苏，
茯苓生姜共煎服；
痰凝气聚成梅核，
降逆开郁气自舒。

和情绪密切相关，不严重的。

杏林小剂：哦，那就好，师父，有药物可以治疗吗？

师父：早在《金匮要略》就曾记载："妇人咽中如有炙脔，半夏厚朴汤主之。"说的就是可用半夏厚朴汤治疗梅核气。方中半夏辛温，功擅化痰散结、降逆和胃；厚朴苦辛温，长于行气开郁，下气除满。两者相配，痰气并治，共为君药。茯苓甘淡平，渗湿健脾，俾脾运湿去，痰无由生，以增强半夏化痰之力。紫苏叶辛温，理肺疏肝，协厚朴开郁散结，同为臣药。生姜辛温，宣散水气，降逆止呕，助半夏化痰散结、和胃止呕，并解半夏之毒用为佐药。诸药相合，辛可行气散结，苦能燥湿降逆，共奏行气散结、降逆化痰之功。

杏林小方：师父，我感觉我也是梅核气了，嗓子不舒服。

师父：有梅核气的人，常并见两个特点：一是脾胃不太好，二是时常有肝郁，你有吗？你一顿饭吃三碗米饭，每天开心得要上天一样。

杏林小方：哈哈，那倒没有，我还是很健康的。

师父：脾胃不好，可以是食欲不佳，饮食无味，也可以是胃胀胃堵，气不下行，还可以是胃里隐隐作痛，或逢凉遇辣即痛。肝郁时，人往往遇事即瞻前顾后，无事也思虑不止，焦虑烦躁，郁郁寡欢，抱怨连连，似乎整个世界都对自己有所亏欠；对外界事物反应过于敏感，尤其是对自己不利的信息，接收能力超强，满满的负能量。

杏林小剂：听着好难过。师父，我要赶紧去熬药给我母亲服下，愿她早日康复。

师父：这个病很麻烦的一点在于，容易复发。不难理解，既然胃气偏弱，那么气滞痰阻的情况不时就会出现，很难完全根治。肝郁的情况，与人的心性、生活环境，都有关系。所以，这时候，发病者需要身边人的关怀。小方、小剂需记住：作为儿女，需要尽孝；作为医者，需要仁心。

杏林小方、杏林小剂：谨遵师父教诲。

中医经典科普读本

《医学三字经》科普解读

　　本书撷选了清代著名医家陈修园先生《医学三字经》中的部分常见病，如中风、暑症、咳嗽、眩晕、泄泻、消渴、心腹疼痛等，以及小儿常见病和妇科经、带、胎、产的相关疾病，结合西医对相应症状的可能诊断，分析相应的脑血管意外、中暑、肺系感染、高血压和耳源性头晕、胃肠道感染、糖尿病、心肌梗死等疾病的中医认识。著者以通俗易懂的语言，从中西医两方面进行了介绍，既讲述了西医相关疾病的常规治疗，又重点分析了这些常见病的中医辨识、治疗，并增加生活预防的小技巧，力图让大众能充分理解，并有助于日常生活健康，恢复中医为人类健康服务的生活属性。中医就是一种健康生活的学问，希望本书能给大家带来自然且健康的生活。

趣解《药性歌括四百味》非药食同源卷

　　《药性歌括四百味》为明代医家龚廷贤所撰，在医药界流传颇广，影响很大，是一部深受读者欢迎的中医阐释性读物。该书以四言韵语文体，介绍了四百余味常用中药的功效和应用。

　　本书摘取《药性歌括四百味》书中381味常用中药，分为药食同源卷和非药食同源卷，包含药食同源药物111味、非药食同源药物270味，覆盖了植物、动物、矿物、菌类等多种自然界药物。编者以原著为依托，通过药物故事、文化典故、名人轶事等形式，从药名、药性、药物功效、药物形态等多角度，突出每味中药的典型特点，部分中药增加了日常保健使用方法和注意事项。

　　本书内容简单有趣，语言通俗易懂，力求简单明了地介绍中药，提高大众对中药文化的兴趣，助力中医药文化科普宣传。

中医经典科普读本

承先启后《温疫论》

著者以吴又可《温疫论》贯通中医药历史，阐释了中医药的优秀与突出贡献。《温疫论》充分吸收了《黄帝内经》《伤寒杂病论》等经典医著的学术经验，深刻启迪了清代的温病学。《温疫论》创立了"异气学说"，提出邪自口鼻而入、邪伏膜原、邪出膜原、疫有九传等传播途径，体现了吴又可的科学预见、临床路径、诊疗方案，以突出的学术成就立于抗击疫情的理论前沿，用丰富的学术内涵影响着未来。全书共20讲，条理清晰，内容非富，对妇女儿童、兼夹痃痢、外感转杂病、真假虚实、阴阳交错、误治补救等复杂情况，都有详细的理论讲解和案例分析，值得广大中医师及中医爱好者研习、参考。

趣解《药性歌括四百味》药食同源卷

《药性歌括四百味》为明代医家龚廷贤所撰，在医药界流传颇广，影响很大，是一部深受读者欢迎的中医阐释性读物。该书以四言韵语文体，介绍了四百余味常用中药的功效和应用。

本书摘取《药性歌括四百味》书中381味常用中药，分为药食同源卷和非药食同源卷，包含药食同源药物111味、非药食同源药物270味，覆盖了植物、动物、矿物、菌类等多种自然界药物。编者以原著为依托，通过药物故事、文化典故、名人轶事等形式，从药名、药性、药物功效、药物形态等多角度，突出每味中药的典型特点，部分中药增加了日常保健使用方法和注意事项。

本书内容简单有趣，语言通俗易懂，力求简单明了地介绍中药，提高大众对中药文化的兴趣，助力中医药文化科普宣传。